高血压、糖尿病、癫痫
随访管理案例分析

黑龙江省卫生健康委员会　主编

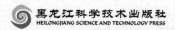

黑龙江科学技术出版社
HEILONGJIANG SCIENCE AND TECHNOLOGY PRESS

图书在版编目（ＣＩＰ）数据

高血压、糖尿病、癫痫随访管理案例分析 / 黑龙江省卫生健康委员会主编. —— 哈尔滨：黑龙江科学技术出版社, 2021.12（2024.1 重印）

ISBN 978-7-5719-1263-5

Ⅰ. ①高… Ⅱ. ①黑… Ⅲ. ①高血压 – 随访 – 案例 – 研究②糖尿病 – 随访 – 案例 – 研究③癫痫 – 随访 – 案例 – 研究 Ⅳ. ①R544.1②R587.1③R742.1

中国版本图书馆 CIP 数据核字(2022)第 003153 号

高血压、糖尿病、癫痫随访管理案例分析

GAOXUEYA TANGNIAOBING DIANXIAN SUIFANG GUANLI ANLI FENXI

黑龙江省卫生健康委员会　主编

责任编辑	张云艳　许俊鹏
封面设计	佟　玉
出　　版	黑龙江科学技术出版社
	地址：哈尔滨市南岗区公安街 70-2 号　邮编：150007
	电话：（0451）53642106　传真：（0451）53642143
	网址：www.lkcbs.cn
发　　行	全国新华书店
印　　刷	三河市铭诚印务有限公司
开　　本	710 mm×1000 mm　　1/16
印　　张	7.5
字　　数	100 千字
版　　次	2022 年 1 月第 1 版
印　　次	2024 年 1 月第 6 次印刷
书　　号	ISBN 978-7-5719-1263-5
定　　价	98.00 元

前　言

　　由于人口老龄化、不健康生活方式全球蔓延及卫生保健资源分配不均，慢性病已成为全球健康的主要挑战，同时也成为严重威胁我国居民健康、影响国家经济社会发展的重大问题。数据显示，截至 2015 年，我国慢性病患者人数达到 2.8 亿，且增长速度飞快，其中因慢性病死亡的人数占总死亡人数的 86% 左右，2016 年我国慢性病支出费用约为 3 2441.5 亿元，占卫生总费用的 70% 左右。慢性病并发症多、病程长，有效的随访工作对于慢性病防控至关重要。

　　高血压、糖尿病属于典型的慢性疾病，需要长期甚至终身用药控制，且容易引起多种心脑血管并发症。例如大部分高血压患者入院的原因都是因为高血压引起昏厥、头痛等严重症状，待病情稳定后，选择回家休养，但是很多患者由于长期用药或者是受其他因素的影响，会出现擅自停药、更改药物剂量等不良行为，并且在饮食、运动等方面的重视度也不高，家属和患者都缺少专业的疾病管理技能，很容易因经常发作而就医，针对此种现状，提出了随访管理，随访管理是指医疗机构根据需要，与诊治后的患者保持联系或要求患者定期来医院复查，对患者的疾病疗效、发展状况、追踪观察所做的工作。随访管理主要应用在糖尿病、高血压等慢性病中，故此称作"慢性病随访管理"。

　　癫痫是重点防治的神经精神疾病，也是重要的公共卫生问题。我国农村地区癫痫的患病率为 7‰，活动性癫痫患病率为 4.6‰，其中 2/3 的患者没有得到规范治疗，治疗缺口很大。国内外临床研究表明，癫痫患者经过正规的抗癫痫药物治疗，约 70% 患者的惊厥性发作可以得到控制，其中50%~60% 经过 2~5 年的治疗可以痊愈。国家利用我国现有的农村三级医疗保健系统，在 18 个省推广农村地区实施癫痫防治管理项目。通过对入组癫痫患者开展治疗和随访管理，达到规范化治疗的目的。

无论是高血压、糖尿病的随访管理还是癫痫的随访管理，都是基本公共卫生服务工作的重点，也是难点。如何做到规范化管理，如何帮助患者正确地认识慢性病，如何有效地控制血压及血糖，减少发作，以及如何避免或延缓并发症的出现，最终达到改善疾病预后，有效降低致残率及致死率的目标，是我们基层卫生服务工作者一直以来努力探索研究的问题。

慢性病随访管理计划中，首选为每位患者建立个人档案，详细记录患者每次的就诊复诊情况，并且登记其具体的通信方式以及家庭住址，以便随访计划的顺利开展，每次随访前，和患者约定好时间，提高工作效率，该项管理工作的重点在于随访内容。随访过程中，详细了解患者在家中的各种行为方式，包括睡眠、饮食、运动等，可以初步评估患者的自理能力，同时指出其错误行为并介绍正确的改进方法。

本书主要侧重慢性病长期随访管理，培训基层人员的随访技能、健康教育、行为干预、慢性病的定期监测及用药指导。通过对高血压、糖尿病、癫痫患者的案例解析，分析随访管理中发现的问题，可以使基层工作人员有的放矢，快速掌握随访管理的技巧和方法。本书以居民健康问题为导向，以提高基层健康管理能力为宗旨，将理论和实践有机的结合，突出了实用性和可操作性。本书在编写过程中，得到了专家的大力支持，再次表示衷心的感谢。

鉴于作者所掌握知识的局限性，书中难免存在不足或疏漏之处，恳请同仁提出宝贵意见，为加快慢性病健康管理以及为居民提供更加便捷、更高质量的医疗卫生服务贡献更大的力量！

编者

2021.5.20

contents 目录

第一章
高血压随访管理

第一节　概述 …………………………………………………………… 003

第二节　随访内容和要求 …………………………………………… 004

第三节　方式和流程 ………………………………………………… 007

第四节　效果评价 …………………………………………………… 007

第五节　双向转诊 …………………………………………………… 008

第六节　服务规范 …………………………………………………… 008

第七节　案例分析 …………………………………………………… 014

第二章
糖尿病随访管理

第一节　概述 ………………………………………………………… 039

第二节　随访内容和要求 …………………………………………… 040

第三节　方式和流程 ………………………………………………… 041

第四节　效果评价 …………………………………………………… 041

第五节 转诊 ··· 042

第六节 2型糖尿病患者健康管理服务规范 ······· 043

第七节 案例分析 ······································· 046

第三章

癫痫随访管理

第一节 概述 ··· 073

第二节 诊断和治疗原则 ······························· 075

第三节 苯巴比妥治疗管理方案 ······················ 079

第四节 丙戊酸钠治疗管理方案 ······················ 094

第五节 案例分析 ······································· 098

第一章

高血压随访管理

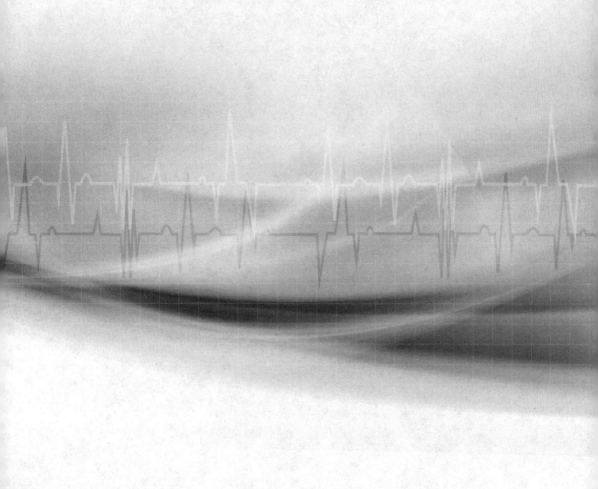

第一节 概述

一、目的及意义

（1）监测血压、其他心血管疾病危险因素及并存的相关疾病的变化。

（2）评估治疗效果，及时纠正或维持治疗方案，使血压长期稳定地维持目标水平，临床称达标。

（3）促进患者坚持降压治疗，延缓高血压并发症的发生和发展，提高患者生活质量，延长寿命。

二、原则

（1）社区医生在首次随访时，应根据患者血压级别和其他危险因素情况，进行患者危险分层。

（2）根据高血压患者危险分层情况，实行分级随访和管理；如果由于条件限制和信息缺乏而不能实施危险分层，可按照血压情况分级。

（3）社区医生在首次随访时，应根据患者的临床评估和管理级别，为高血压患者制定个性化的随访管理方案。

（4）对于每一例登记管理的高血压患者，均应建立《社区高血压患者管理卡》，由社区医生在首次随访患者时负责认真填写。

（5）社区医生在随访时，应监测患者的血压、危险因素和临床情况的改变以及观察疗效，认真填写《社区高血压患者管理卡（随访记录单）》，同时社区医生要发放健康处方并让患者了解自己的病情，包括高血压、危险因素及同时存在的临床情况，了解控制血压的重要性，了解终身坚持治疗的必要性。

（6）对所有高血压患者，包括给予药物治疗的患者，均应进行健康教育，建议其按照健康处方采取非药物干预措施，改变不良生活方式。

（7）综合医院专科医生要为新诊断和社区转来的高血压患者制定和调整个体化的治疗方案，待确诊和血压控制稳定后转回社区卫生服务机构。

（8）社区卫生服务机构将符合转诊条件的高血压患者及时转向综合医院。

第二节　随访内容和要求

一、随访内容

对于所有已确诊的高血压患者，都应根据高血压患者潜在危险的大小将患者分类，进行有效管理和定期随访。在随访管理过程中，随着患者心血管疾病危险因素的增减、靶器官损害的改善和加重、并发疾病的变化等，适时调整治疗管理方案。落实一年四次随访，并做好个人信息随访记录。要求病人每年体检一次。

二、随访要求

1. 一级管理

（1）管理对象：男性年龄＜55岁，女性年龄＜65岁，高血压1级，无其他心血管疾病危险因素，属于低危高血压患者。

（2）管理要求：至少3个月随访一次，了解血压控制情况，根据患者存在的危险因素情况采取非药物为主的健康教育处方，当单纯非药物治疗6-12个月效果不佳时，增加药物治疗（表1-1）。

表1-1　血压水平为1级并且无任何其他心脑血管疾病危险因素患者的随访内容

项目	初级	中级	高级
检测血压：每3个月至少一次	☆	☆	☆
非药物治疗和健康教育	☆	☆	☆
药物治疗6个月后血压 ≥150/95 mmHg 时开始使用	☆	☆	☆
了解患者自觉症状		☆	☆
测量 BMI		☆	☆

项目	初级	中级	高级
检测血脂：每 2~3 年一次		总胆固醇	血脂谱
检测空腹血糖：每 2~3 年一次		☆	☆
检测血尿常规：每 2~3 年一次		☆	☆
心电图检查：每 2~3 年一次			☆
检测肾功能：每 2~3 年一次			☆
眼底检查：每 2~3 年一次			☆
建立健康档案			☆

2. 二级管理

（1）管理对象：高血压 1 级或 1~2 级同时有 1~2 个其他心血管疾病危险因素，属于中危高血压患者。

（2）至少 2 个月随访一次，了解血压控制情况，根据患者存在的危险因素情况采取非药物为主的健康教育处方，改变不良生活方式，当单纯非药物治疗 3~6 个月效果不佳时，增加药物治疗，并评价药物治疗效果（表1-2）。

表 1-2　血压水平为 1 级，合并 1~2 个心脑血管疾病危险因素患者的随访内容

项目	初级	中级	高级
检测血压：每 2 个月至少一次	☆	☆	☆
非药物治疗和健康教育：最为主要的治疗手段	☆	☆	☆
药物治疗 3 个月后血压 ≥ 150/95 mmHg 时开始使用	☆	☆	☆
了解患者自觉症状	☆	☆	☆
测量 BMI：每 3 个月一次		☆	☆
检测血脂：每年一次		总胆固醇	血脂谱

项目	初级	中级	高级
检测空腹血糖：每年一次		☆	☆
检测血尿常规：每年一次		☆	☆
心电图检查：每年一次			☆
检测肾功能：每年一次			☆
眼底检查：每2年一次			☆
建立健康档案		☆	☆
超声心动图检查：每2年一次			☆

3. 三级管理

（1）管理对象：高血压3级或合并3个以上其他心血管疾病危险因素或合并靶器官损害或糖尿病或并存临床症状者，属于高危高血压患者。

（2）至少1个月随访一次，及时发现高血压危象，了解高血压控制水平，加强规范降压治疗，强调按时服药，密切注意患者的病情发展和药物治疗可能出现的副作用，发现异常情况，及时向患者提出靶器官损害的预警与评价，敦促患者到医院进一步治疗（表1-3）。

表1-3　血压水平为2级，合并3个以上心脑血管疾病危险因素或合并靶器官损害，并存相关疾病患者的随访内容

项目	初级	中级	高级
检测血压：每月至少一次	☆	☆	☆
非药物治疗和健康教育：最为主要的治疗手段	☆	☆	☆
药物治疗立即开始，作为主要治疗手段，根据情况调整强度和力度	☆	☆	☆
建立健康档案		☆	☆
测量BMI：每3个月一次		☆	☆
检测血脂：每年一次		总胆固醇	血脂谱
检测空腹血糖：每年一次			
了解患者自觉症状	☆	☆	☆

项目	初级	中级	高级
检测血尿常规：每年一次		☆	☆
心电图检查：每年一次			☆
检测肾功能：每年一次			☆
眼底检查：每2年一次			☆
超声心动图检查：每2年一次			☆

第三节　方式和流程

（1）门诊随访（包括电话随访），适用于定期去医院就诊的患者。门诊医生利用患者就诊时开展患者管理。

（2）社区个体随访，适用于卫生资源比较充裕的社区，可满足行动不便或由于各种原因不能去医院就诊的需要，社区医生可以通过在社区设点或上门服务开展患者管理。

（3）社区集体随访（健康教育活动场所、老年活动站、居委会等），适用于卫生资源不很充裕的地区，可满足行动不便或由于各种原因不能去医院就诊的需要。社区医生可通过在社区建立高血压俱乐部或高血压管理学校等各种形式开展患者群体管理。

第四节　效果评价

每年度对患者血压控制进行评估，按照患者全年血压控制情况，分为优良、尚可、不良三个等级。

优良：全年有四分之三以上的时间血压记录在 140/90 mmHg 以下（大于9个月）。

尚可：全年有二分之一以上的时间血压记录在 140/90 mmHg 以下（6～9个月）。

不良：全年有二分之一或以下的时间血压记录在 140/90 mmHg 以下（小于等于 6 个月）。

第五节　双向转诊

1. 转诊原则

确保患者的安全和有效治疗；减轻患者经济负担；最大限度地发挥基层医生和专科医生各自的优势和协同作用。

2. 转诊的条件与内容

（1）初诊高血压转出条件：①合并严重的临床情况或靶器官的损害；②患者年龄小于 30 岁且血压水平达 3 级；③怀疑继发性高血压患者；④妊娠和哺乳期妇女；⑤可能有"白大衣高血压"的存在，需明确诊断者；⑥因诊断或调整治疗方案需要到上级医院进一步检查。

（2）随诊高血压转出条件：①按治疗方案用药 2～3 个月，血压仍不能达标；②血压控制平稳的患者，再度出现血压升高并难以控制者；③血压波动较大，临床处理有困难者；④随访过程中发现新的严重临床情况或靶器官损害；⑤患者服降压药后出现不能解释或难以处理的不良反应或合并症。

（3）高血压转回条件：综合医院判断符合诊断明确；治疗方案确定；血压和伴随临床情况已经控制稳定的患者可以转回社区卫生服务机构，由社区医生对患者进行长期随访和管理。

第六节　服务规范

一、服务对象

辖区内 35 岁及以上常住居民中原发性高血压患者。

二、服务内容

（一）筛查

（1）对辖区内 35 岁及以上常住居民，每年为其免费测量一次血压（非同日3次测量）。

（2）对第一次发现收缩压≥140 mmHg和/或舒张压≥90 mmHg的居民在去除可能引起血压升高的因素后预约其复查，非同日3次测量血压均高于正常，可初步诊断为高血压。建议转诊到有条件的上级医院确诊并取得治疗方案，2周内随访转诊结果，对已确诊的原发性高血压患者纳入高血压患者健康管理。对可疑继发性高血压患者，及时转诊。

（3）如有以下六项指标中的任一项高危因素，建议每半年至少测量1次血压，并接受医务人员的生活方式指导。

①血压高值［收缩压130～139 mmHg和/或舒张压85～89 mmHg］。

②超重或肥胖，和（或）腹型肥胖。

超重：28 kg/m²>BMI≥24 kg/m²；肥胖：BMI≥28 kg/m²

腰围：男≥90 cm（2.7尺），女≥85 cm（2.6尺）为腹型肥胖。

③高血压家族史（一、二级亲属）。

④长期膳食高盐。

⑤长期过量饮酒（每日饮白酒≥100 ml）。

⑥年龄≥55岁。

（二）随访评估

对原发性高血压患者，每年要提供至少4次面对面的随访。

（1）测量血压并评估是否存在危急情况，如出现收缩压≥180 mmHg和/或舒张压≥110 mmHg；意识改变、剧烈头痛或头晕、恶心呕吐、视物模糊、眼痛、心悸、胸闷、喘憋不能平卧及处于妊娠期或哺乳期同时血压高于正常等危急情况之一，或存在不能处理的其他疾病时，须在处理后紧急转诊。对于紧急转诊者，乡镇卫生院、村卫生室、社区卫生服务中心（站）应在2周内主动随访转诊情况。

（2）若无需紧急转诊，询问上次随访到此次随访期间的症状。

（3）测量体重、心率，计算体质指数（BMI）。

（4）询问患者疾病情况和生活方式，包括心脑血管疾病、糖尿病、吸烟、饮酒、运动、摄盐情况等。

（5）了解患者服药情况。

（三）分类干预

（1）对血压控制满意（一般高血压患者血压降至 140/90 mmHg 以下；≥ 65 岁老年高血压患者的血压降至 150/90 mmHg 以下，如果能耐受，可进一步降至 140/90 mmHg 以下；一般糖尿病或慢性肾脏病患者的血压目标可以在 140/90 mmHg 基础上再适当降低）、无药物不良反应、无新发并发症或原有并发症无加重的患者，预约下一次随访时间。

（2）对第一次出现血压控制不满意，或出现药物不良反应的患者，结合其服药依从性，必要时增加现用药物剂量、更换或增加不同类的降压药物，2 周内随访。

（3）对连续两次出现血压控制不满意或药物不良反应难以控制以及出现新的并发症或原有并发症加重的患者，建议其转诊到上级医院，2 周内主动随访转诊情况。

（4）对所有患者进行有针对性的健康教育，与患者一起制定生活方式改进目标并在下一次随访时评估进展。告诉患者出现哪些异常时应立即就诊。

（四）健康体检

对原发性高血压患者，每年进行 1 次较全面的健康检查，可与随访相结合。内容包括体温、脉搏、呼吸、血压、身高、体重、腰围、皮肤、浅表淋巴结、心脏、肺部、腹部等常规体格检查，并对口腔、视力、听力和运动功能等进行判断。具体内容参照《居民健康档案管理服务规范》健康体检表。

三、服务流程

（一）高血压筛查流程（图 1-1）

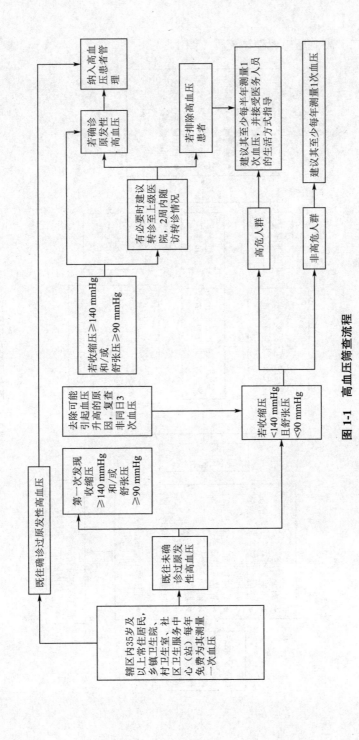

图 1-1 高血压筛查流程

（二）高血压患者随访流程（图1-2）

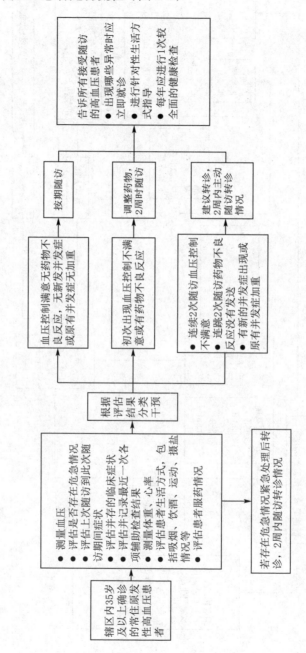

图1-2 高血压随访流程

四、服务要求

（1）高血压患者的健康管理由医生负责，应与门诊服务相结合，对未能按照管理要求接受随访的患者，乡镇卫生院、村卫生室、社区卫生服务中心（站）医务人员应主动与患者联系，保证管理的连续性。

（2）随访包括预约患者到门诊就诊、电话追踪和家庭访视等方式。

（3）乡镇卫生院、村卫生室、社区卫生服务中心（站）可通过本地区社区卫生诊断和门诊服务等途径筛查和发现高血压患者。有条件的地区，对人员进行规范培训后，可参考《中国高血压防治指南》对高血压患者进行健康管理。

（4）发挥中医药在改善临床症状、提高生活质量、防治并发症中的特色和作用，积极应用中医药方法开展高血压患者健康管理服务。

（5）加强宣传，告知服务内容，使更多的患者和居民愿意接受服务。

（6）每次提供服务后及时将相关信息记入患者的健康档案。

五、工作指标

（1）高血压患者规范管理率＝按照规范要求进行高血压患者健康管理的人数／年内已管理的高血压患者人数 ×100%。

（2）管理人群血压控制率＝年内最近一次随访血压达标人数／年内已管理的高血压患者人数 ×100%。

注：最近一次随访血压指的是按照规范要求最近一次随访的血压，若失访则判断为未达标，血压控制是指收缩压＜ 140 mmHg 和舒张压＜ 90 mmHg（65 岁及以上患者收缩压＜ 150 mmHg 和舒张压＜ 90 mmHg），即收缩压和舒张压同时达标。

第七节　案例分析

【案例 1】患者，男性，61 岁。机关干部，大学学历，身高 165 cm，体重 75 kg，刚刚退休。爱好看电视、读报，无规律运动，情绪不稳定，易怒急躁，对于高血压非药物治疗的知识和重要性了解不够。喜食厚味油炸、嗜咸（酱菜、腌制食品）、肉食，膳食结构不合理（每日主食 300 ~ 350 g，但脂肪和蛋白质摄入比例过高，总热量超标，食盐量每日 15 g 左右）。近日血生化检查总胆固醇及低密度脂蛋白高于正常值，测血压 150/90 mmHg。

既往病史：既往高血压病史 15 年，最高达 170/110 mmHg，无其他合并症。

既往治疗史：确诊后给予降压药物治疗，能够规律服药（硝苯地平控释片每日 6 mg），血压控制在（120 ~ 139）/（80 ~ 89）mmHg。

健康诊断：①对高血压的非药物治疗知识不了解。②超重。③不良饮食习惯，膳食总热量超标，高脂肪、高蛋白、低纤维素、高盐。④不运动，静坐生活方式。⑤不良情结：急，易怒，与刚退休不适应角色转换有关。⑥血脂异常，血压控制不理想。

干预计划：①讲解高血压非药物治疗的重要性和不良生活方式的危害，1 周后能复述非药物治疗的意义，并产生改变不良生活方式的愿望。②制订运动计划，两周后，运动频率每周 2 ~ 3 次，每次 30 分钟。1 个月后每周运动达 5 次以上。③讲解科学膳食的益处，两周后能分辨高胆固醇和高脂肪食物，1 个月后能基本按照 6 280 kJ 食谱进餐。蛋白质摄入不超过总摄入量的 20%，脂肪摄入不超 30%，食油脂肪每日 25 g 以下。④讲解控盐方法，两周后，掌握低盐膳食的烹饪方法，会用盐勺控制用盐量，1 个月后食盐量每日 6 g。⑤介绍其参加社团活动，每个月至少参加 2 次社团活动，缓解不良情结。⑥ 1 个月后减重 0.5 ~ 1.0 kg。

干预措施

（1）讲解非药物治疗的意义（建立健康的生活方式）在于可以有效降低血压，减少降压药物的使用量，降低并发其他慢性病的危险。使患者建立改变不良生活方式的信心。

（2）设计膳食处方（强调减少总热量的摄入，减少膳食中脂肪和蛋白质所占比例）。

计算理想体重：身高 165（cm）– 105= 标准体重 60（kg）

每日所需热量 =105 kJ/kg × 60 kg=6300 kJ

其中糖类占每日总热量的 50% ~ 60%，蛋白质占 12% ~ 20%，脂肪占 25% ~ 30%。

按照食品交换份法设定每日各种食物的摄入量，发放 6 280 kJ 的各种食物组合食单以供参考。

（3）教会患者及家属辨别高胆固醇和高脂肪食物，发放有关宣传资料。多采用蒸、煮、炖、拌的低脂烹调方法，发放定量油勺，控制每日食用油摄入量在 25 g 以下。

（4）控制食盐摄入量：每日 < 6 g，发放 2 g 盐勺，指导分辨食物中看不见的盐。

（5）运动处方：为了患者能够真正走出家门参与运动并且长期坚持，介绍干预成功的"慢病骨干"居民，采取"一帮一"的同伴教育形式，鼓励其参与社区健身活动。

运动处方

患者男性，年龄 61 岁。血压波动范围：（120 ~ 139）/（80 ~ 89）mmHg。

根据患者病史、运动史、身体检查、静息心电图未发现明显异常，该患者可以进行运动干预。

适宜运动方式及运动时间：①太极拳：每次 20 ~ 30 分钟，每日 1

次，上午 9 ~ 10 点；②快步走：按慢—快—慢原则，慢 5 ~ 10 分钟，快 20 ~ 30 分钟，再慢 5 ~ 10 分钟，每周 ≥ 3 次，晚餐后或下午 4 ~ 6 点。

适宜运动量：在运动中最大心率 109 次 / 分（计算方法：心率 =170– 年龄，即 170–61=109 次 / 分）。停止活动 10 分钟后，心率基本恢复安静时水平。

运动注意事项：循序渐进、量力而行，开始时运动量少一些，逐步增加，以不过度疲劳为度，并要长期坚持。运动中出现头晕、胸闷等不适症状，应立即停止，必要时去医院检查，以免发生意外。

干预效果

（1）近期效果：患者两周后能复述非药物治疗的意义，在同伴的带动下积极参加社团活动，运动率达每周 2 ~ 3 次，每次 30 分钟。测血压 140/85 mmHg。能说出是高胆固醇和高脂肪食物，多采用蒸、煮、炖、拌的烹调方式，基本按照 6 300 kJ 食谱进餐，1 个月后，运动频率达每周 4 ~ 5 次，减重 1 kg。不良情绪缓解，乐于并主动参加社区活动。

（2）远期效果：鼓励患者保持现有生活状态。制定远期目标：1 年后减重 5 kg，血压控制在 130/80 mmHg 以下，半年后复查血脂，总胆固醇及低密度脂蛋白指标，血压、血脂正常后不能自行减少用药剂量，应在医生指导下调整用药。目前患者已建立了健康的生活方式，找到了退休后的生活重心，成为老干部活动骨干。

案例解析：高血压需要终身治疗，治疗的手段包括非药物治疗和药物治疗，非药物治疗是基础。治疗内容包括合理搭配膳食、限制钠盐、减轻体重、戒烟、加强体育锻炼、控制饮酒和保持良好的心理状态无论是血压偏高的个体还是被确诊的高血压患者，都应立即采取非药物治疗。非药物治疗的意义在于：可有效降低血压、减少降压药物的使用量、最大限度地发挥降压药物的治疗效果、降低其他慢性病的危险。非药物治疗不仅是高危对象和轻型患者的主要防治手段，而且是药物治疗的基础。初诊低危高血压患者，应在医生的指导下首先采取强化非药物治疗至少 3 个月，然后根据效果确定是否采取药物治疗。非药物治疗目标：①控制体重: BMI ＜ 24、腰围：男性 < 85 cm；女性 < 80 cm。②合理膳食：减少钠盐，每人每日食盐量逐步降至 5 g。③控制总热量；减少膳食脂肪，多吃蔬菜水果，增加膳食钙和钾的摄入。④戒烟限酒：白酒每日 < 50 ml，葡萄酒每日 < 100 ml，啤酒每日 < 250 ml。⑤适量运动：每周 3 ~ 5 次，每次持续 30 分钟左右。⑥心理平衡：减轻精神压力，保持心理平衡。

【案例 2】患者男性，45 岁。大学本科，在职公务员。

既往病史：病人高血压病史三年，最高血压达 180/120 mmHg。有高血压家族史，父亲及母亲均患有高血压病。本人有吸烟及饮酒嗜好。

既往治疗史：患者于三年前在市级医疗机构确诊为高血压。确诊后曾给予降压药物治疗，药名及用量不详，效果不明显，病情时好时坏。病人也曾多次经过多种方法治疗，效果均不明显，最后到高血压防治中心治疗三年，效果明显好转。

治疗方案：依据《中国高血压防治指南》，经由市级复核诊断为原发性高血压病。治疗方案：钙通道阻滞剂（CCB）+ 血管紧张素受体阻滞药（ARB）。小剂量开始，优先选择长效制剂，联合应用及个体化治疗。

随访管理：2018 年 7 月 10 日，患者主诉间断头晕耳鸣症状。查体：血压 170/120 mmHg，心率 65 次 / 分，身高 175 cm，体重 85 kg。首次给予苯磺酸氨氯地平片 5 mg，每日一次晨服；厄贝沙坦片 750 mg，每日一次晨服。一周后随访，血压 140/90 mmHg，患者自觉头晕耳鸣症状消失，精神状况明显好转。2019 年 4 月 9 日第六次随访，自诉开始服用厄贝沙坦氢氯噻嗪片（外出后自行换药），血压控制在 150/100 mmHg，血压控制不理想，随访体检发现血尿酸增高。辅助检查：心电图显示右室高电压，总胆固醇 5.8 mmol/L，甘油三酯 2.8 mmol/L，低密度脂蛋白胆固醇（LDL-C）3.4 mmol/L，高密度脂蛋白胆固醇（HDC-C）0.84 mmol/L，尿酸 500 mmol/L，空腹血糖 6.0 mmol/L。诊断：高血压 3 级；高脂血症；高尿酸血症。调整治疗方案，给予苯磺酸氨氯地平片 5 mg，每日一次晨服，氯沙坦钾片 50 mg，每日两次，瑞舒伐他汀钙片 5 mg，每日一次，嘱定期随访。第十次随访，血压控制在 136/88 mmHg，血压得到逐步控制，病情明显好转。

案例解析：该高血压患者属于两种降压药物联合治疗，要求每天 24 小时内血压稳定于目标范围内，最好采用 1 天 1 次长效持续 24 小时作用的降压药物。该患者同时结合戒烟、限酒的干预措施，控制吸烟及饮酒的数量与频次，改善了一些日常不良的生活方式后从原来的间接头晕耳鸣，到目前和正常人一样，病情得到了很好的控制。但从该案例可以看出，高血压患者的遵医性和个体化治疗有待提高。需要加强健康教育，增强患者对医生的信任感和依从性，合理用药和非药物干预。

【案例 3】患者男性，61 岁。大专学历，退伍军人。

既往病史：病人高血压病史四年，最高血压达 144/112 mmHg。无高血压家族史，本人自述无吸烟及饮酒嗜好，饮食偏咸。

既往治疗史：患者于四年前确诊为高血压。确诊后曾给予降压药物治疗，长期用药不规律，效果不明显。病人于三年前到高血压防治中心治疗，服用厄贝沙坦 150 mg，每日一次，效果明显好转。

治疗方案：依据《中国高血压防治指南》，经由市级医疗机构复核诊断为原发性高血压病人。治疗方案：血管紧张素受体阻滞药（ARB）+β受体阻滞剂。小剂量开始，优先选择长效制剂，个体化治疗。

随访管理：2018 年 1 月 6 日，患者主诉间断头晕颈部僵硬等症状。查体：血压 140/100 mmHg（口服降压药，药名不详），心率 70 次 / 分，身高 174 cm，体重 73 kg。首次给予厄贝沙坦 150 mg，每日一次晨服。一周后随访，血压 130/80 mmHg，患者自觉头晕症状消失，精神状况明显好转。近期因时有心悸，舒张压一直偏高（94 ~ 104 mmHg），心率 70 次 / 分。辅助检查：心电图——正常；颈动脉超声——双侧弱回声斑块；血生化——低密度脂蛋白胆固醇（LDL-C）4.0 mmol/L，同型半胱氨酸 18 mmol/L。诊断：高血压 2 级、高脂血症、高同型半胱氨酸（H 型高血压）。调整治疗方案，给予苯磺酸氨氯地平片 5 mg，每日一次晨服，富马酸比索洛尔 5 mg，每日一次晨服，叶酸片 0.8 mg，每日一次，瑞舒伐他汀钙片 10 mg，每日一次，嘱定期随访。一周后随访，血压控制在 130/88 mmHg，心率 70 次 / 分；1 个月后随访门诊复诊测血压 120/80 mmHg，心率 72 次 / 分。血压及心率均得到逐步控制，病情明显好转。

案例解析：该高血压患者属于两种降压药物联合治疗，患者学历较高，军人出身，自律性比较强，建议其定期开展高血压的自我监测。建议其在每天清晨睡醒时 6 ~ 10 点，下午 16 ~ 20 点，当有头痛、头晕不适时，应该及时自测血压，倘若发现血压超过 180/110 mmHg，应当及时到医院就诊。该患者喜好咸食，同时给予健康生活方式的干预，控制摄入钠盐的用量，指导患者每日食盐的摄入量应 < 6 g。具体措施包括：①改变烹饪方法，减少用盐量。利用酸、甜、辣、麻等其他作料来调味。烹饪时后放食盐，增加咸味感，但不增加盐用量。②少用含盐高的作料。如酱油、辣酱、豆瓣酱、咸菜等。③尽量少吃或不吃含盐多的食品。少食用咸鱼、咸菜和罐头等传统腌制品。患者改善了一些日常不良的生活方式后从原来的间接头晕颈部僵硬不适，到目前和正常人一样，病情得到了很好的控制。

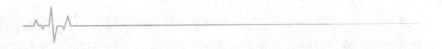

【案例 4】患者女性，56 岁。中专文化，退休教师。

既往病史：病人高血压病史二十余年，最高血压达 180/100 mmHg。有高血压家族史，母亲患有高血压病。本人无吸烟及饮酒嗜好。

既往治疗史：患者于二十年前确诊为高血压，确诊后长期用药，无规律；用过多种降压药，曾给予硝苯地平缓释片和苯磺酸氨氯地平片后有面红、发热现象，治疗效果不好。十年前到高血压防治中心治疗，效果明显好转。

治疗方案：依据《中国高血压防治指南》，经由佳木斯市高血压防治中心复核诊断为原发性高血压病人。治疗方案：钙通道阻滞剂（CCB）+血管紧张素受体阻滞药（ARB）+β受体阻滞剂。小剂量开始，优先选择长效制剂，联合应用及个体化治疗。

随访管理：2010年7月6日，患者主诉间断面部发热、头晕头痛、心慌，血压控制不稳定。查体：血压170/100 mmHg，心率94次/分，身高163 cm，体重70 kg，肥胖体质。首次给予苯磺酸左旋氨氯地平片2.5 mg，每日一次睡前服；替米沙坦片40 mg，每日一次晨服；富马酸比索洛尔2.5 mg，每日一次晨服。二周后随访门诊复查，血压136/70 mmHg，心率70次/分，患者自觉头晕头痛症状消失，心慌症状明显好转。2020年9月10日第76次随访，自诉开始服用珍菊降压片（外出后自行换药），血压控制在150/100 mmHg，血压控制不理想，随访体检发现动态血压监测有晨峰现象。辅助检查：心电图显示大致正常，总胆固醇6.2 mmol/L，甘油三酯2.7 mmol/L，低密度脂蛋白胆固醇（LDL-C）3.6 mmol/L，颈动脉超声显示双侧弱回声斑块。诊断：高血压2级、高脂血症。调整治疗方案，给予苯磺酸氨氯地平片2.5 mg，每日一次晨服，替米沙坦片40 mg，每日一次，富马酸比索洛尔2.5 mg，每日一次晨服，瑞舒伐他汀钙片5 mg，每日一次，嘱定期随访。第78次随访，血压控制在120/80 mmHg，血压得到逐步控制，病情明显好转。

案例解析：该高血压患者属于多种降压药物联合用药，经过规范的药物治疗及医生给予健康生活方式的指导，控制体重，适量运动。高血压患者不仅可以运动，而且要坚持运动。高血压患者适合进行有氧运动，是指中低强度有节奏、可持续时间较长的运动形式，比高强度运动在降血压方面更有效、更安全。建议该患者快走、慢跑或做有氧健身操等。该患者坚持每晚做有氧健身操，改善体质后病情得到了很好的控制。但从该案例可以看出，高血压患者应进行长期健康生活方式的改善并遵医嘱，增强患者对医生的信任感和依从性，合理用药。

【案例 5】患者女性，46 岁。大专文化，在职护士。

既往病史：病人高血压病史近二年，最高血压达 210/100 mmHg。无高血压家族史，有吸烟嗜好，不饮酒。

既往治疗史：患者于二年前确诊为高血压，确诊后无规律用药，治疗效果不好。一年前到高血压防治中心治疗，效果明显好转。

治疗方案：依据《中国高血压防治指南》，经由佳木斯市高血压防治中心复核诊断为原发性高血压病人。治疗方案：钙通道阻滞剂（CCB）+血管紧张素受体阻滞药（ARB）+β 受体阻滞剂。小剂量开始，优先选择长效制剂，联合应用及个体化治疗。

随访管理：2019 年 4 月 16 日，患者主诉间断头痛、睡眠障碍症状，血压控制不稳定。查体：血压 180/94 mmHg，心率 67 次/分，身高 162 cm，体重 72 kg，肥胖体质。首次给予苯磺酸氨氯地平片 2.5 mg，每日一次晨服；替米沙坦片 40 mg，每日一次晨服；富马酸比索洛尔 2.5 mg，每日一次晨服。一周后门诊复查，血压 150/70 mmHg，心率 60 次/分，患者自觉头痛症状消失，睡眠状况明显好转。2020 年 5 月 21 日第 3 次随访，血压控制在 150/80 mmHg，收缩压控制不理想，随访辅助检查发现心电图显示房颤，总胆固醇 6.4 mmol/L，甘油三酯 3.2 mmol/L，低密度脂蛋白胆固醇（LDL-C）3.8 mmol/L，颈动脉超声显示双侧弱回声斑块。诊断：高血压 3 级、高脂血症、房颤。调整治疗方案，给予苯磺酸氨氯地平片 5 mg，每日一次晨服，替米沙坦片 40 mg，每日一次，富马酸比索洛尔 5 mg，每日一次晨服，瑞舒伐他汀钙片 5 mg，每日一次，嘱定期随访。第

12 次随访，血压控制在 136/76 mmHg，血压得到逐步控制，病情明显好转。

案例解析：该高血压患者经过规范的药物治疗及给予健康生活方式的指导，开具戒烟处方。因为高血压患者吸烟会大幅增加心血管病风险，对每个吸烟的高血压患者都应指导戒烟，让他们产生戒烟的愿望。①做深呼吸活动或咀嚼无糖口香糖，尽量不要用零食代替烟草以免引起血糖升高，导致身体过胖等不良现象的发生。②以用餐后喝水、吃水果或散步来代替饭后一支烟的习惯。避免被动吸烟，逐步克服依赖吸烟的心理和惧怕戒烟不被理解的心理；征得周围同事、家人的理解和支持，防止复吸。该患者通过改善不良生活方式后病情得到了很好的控制。但从该案例可以看出，高血压患者应进行长期健康生活方式的干预并遵医嘱，增强患者对医生的信任感和依从性，合理用药。

【案例 6】患者女性，75 岁。高中文化，退休工人。

既往病史：高血压病史近二十多年，最高血压达 200/100 mmHg。高血压家族史不详，糖尿病病史十四年，脑卒中病史十一年，无吸烟嗜好，有饮酒史。

既往治疗史：患者于二十年前确诊为高血压，确诊后长期自用药，无规律，治疗效果不满意。十年前到高血压防治中心治疗，效果明显好转。

治疗方案：依据《中国高血压防治指南》，经由佳木斯市高血压防治中心复核诊断为原发性高血压病人。治疗方案：钙通道阻滞剂（CCB）+血管紧张素受体阻滞药（ARB）+利尿药。小剂量开始，优先选择长效制剂，联合应用及个体化治疗。

随访管理：2009 年 7 月 25 日，患者主诉头晕头痛、睡眠障碍症状，血压控制不满意。查体：血压 180/80 mmHg（自行服用降压药），心率 69 次／分，身高 156 cm，体重 60 kg，偏胖体质。首次给予苯磺酸氨氯地平片 2.5 mg，每日一次晨服；替米沙坦片 40 mg，每日一次晨服。二周后门诊复查，血压 156/80 mmHg，心率 65 次 / 分，患者自觉头痛症状消失，睡眠状况也明显好转。收缩压控制不理想，随访辅助检查发现心电图显示左心室肥厚，空腹血糖 7.0 mmol/L，低密度脂蛋白胆固醇（LDL-C）4.0 mmol/L，高密度脂蛋白胆固醇（HDC-C）0.85 mmol/L，同型半胱氨酸 18 mmol/L，颈动脉超声显示双侧弱不均回声斑块，右侧狭窄 30%~50%。诊断：高血压 3 级、高脂血症、高同型半胱氨酸（H 型高血压）。调整治疗方案，给予苯磺酸氨氯地平片 5 mg，每日一次睡前服，替米沙坦片 40 mg，每日一次晨起服，氢氯噻嗪 10 mg，每日一次晨起服，阿托伐他汀片 20 mg，每日一次，叶酸片 0.8 mg，每日一次，嘱定期随访。第 67 次随访，血压控制在 140/70 mmHg，血压控制满意，病情明显好转。

案例解析： 该高血压患者采用多种降压药物联合治疗，同时合并糖尿病、脑卒中，需要长期服用药物，应该指导患者打消长期服药的顾虑，正确认识药物说明书中的副作用，几乎所用的药物在说明书中都会提到可能出现的副作用，但并不意味着每个患者身上都会发生，只是提醒注意有发生的可能，需要在用药过程中密切观察。不要因为过度在意可能出现的副作用而放弃危害更大的疾病，这是得不偿失的。该患者在规范的药物治疗的同时给予健康生活方式的干预，不提倡高血压患者饮酒，尤其是合并多种慢性疾病的患者，鼓励限酒或戒酒，严格控制饮酒的数量与频次，改善一些日常不良的生活方式后从原来的头晕头痛，到目前和正常人一样，病情得到了很好的控制。

【案例 7】患者女性，63 岁。初中文化，农民。

既往病史： 病人高血压病史两年余，最高血压达 170/100 mmHg。高血压家族史不详，无其他心脑血管病史，无吸烟、饮酒嗜好，饮食偏咸。

既往治疗史：患者于两年前在乡镇卫生院体检确诊为高血压，确诊后长期自用药，无规律，治疗效果不满意。一年前到高血压防治中心治疗，效果明显好转。

治疗方案：依据《中国高血压防治指南》，经由市级医疗机构复核诊断为原发性高血压病人。治疗方案：钙通道阻滞剂（CCB）+血管紧张素转换酶抑制药（ACEI）+β受体阻滞剂。小剂量开始，优先选择长效制剂，联合应用及个体化治疗。

随访管理：2019年8月11日，患者主诉头晕头痛、胸闷，血压控制不满意。查体：血压170/90 mmHg（自行服用降压药），心率104次/分，身高160 cm，体重70 kg，肥胖体质，双下肢无水肿。首次给予苯磺酸氨氯地平片2.5 mg，每日一次晨服；富马酸比索洛尔5 mg，每日一次晨服。二周后随访门诊复查，血压150/80 mmHg，心率72次/分，患者自觉头晕、头痛症状消失，胸闷状况也明显好转。收缩压控制不理想，随访辅助检查发现心电图显示窦性心动过速、T波改变，空腹血糖6.3 mmol/L，总胆固醇5.8 mmol/L，甘油三酯3.8 mmol/L，低密度脂蛋白胆固醇（LDL-C）3.9 mmol/L，高密度脂蛋白胆固醇（HDC-C）1.01 mmol/L，同型半胱氨酸10 mmol/L，血钾3.9 mmol/L，颈动脉超声显示双侧及右锁骨下动脉可见不均回声斑块，双肾超声未见异常。诊断：高血压2级、混合型高脂血症、冠心病。调整治疗方案，给予苯磺酸左旋氨氯地平片2.5 mg，每日一次晨服，富马酸比索洛尔5 mg，每日一次晨服，贝那普利10 mg，每日一次晨服，瑞舒伐他汀钙片5 mg，每日一次，阿司匹林100 mg，每日一次，嘱定期随访。第17次随访，血压控制在136/76 mmHg，心率68次/分，血压控制满意，病情明显好转。

案例解析：该高血压患者经过规范的药物治疗及健康生活方式的指导，控制摄入钠盐的用量，指导该患者认识低盐饮食对高血压患者的意义，警惕食物中看不见的盐，能够辨别食物中的隐形盐，学会使用控盐勺，控制食盐的摄入量每天少于6 g。具体措施包括：①改变烹饪方法，炒菜时后放盐，减少用盐量。②少用含盐高的作料。如酱油、辣酱、豆瓣酱、咸菜等。③尽量少吃或不吃含盐多的食品。减少使用外购熟食，少食用咸菜等传统腌制品，选择凉拌菜代替咸菜。患者改善了一些日常不良的生活方式后从原来的间接头晕头痛不适，到目前和正常人一样，病情得到了很好的控制。但从该案例可以看出，高血压患者的遵医性和个体化治疗及健康生活方式的指导是控制血压积极有效的重要手段。

【案例 8】患者女性，73 岁。小学文化，农民。

既往病史：病人高血压病史三年，最高血压达 180/75 mmHg。既往有腔隙性脑梗死病史，有高血压家族史，父亲患有高血压病。本人有吸烟嗜好，每天 10 支，不饮酒，高盐饮食。

既往治疗史：患者于三年前在当地乡镇卫生院健康体检时确诊为高血压。确诊后曾给予降压药物治疗，药名及用量不详，效果不明显，病情时好时坏。病人也曾多次经过多种方法治疗，效果均不明显，最后到高血压防治中心治疗三年，效果明显好转。

治疗方案：依据《中国高血压防治指南》，经由市级医疗机构复核诊断为原发性高血压病人。治疗方案：钙通道阻滞剂（CCB）＋利尿药。小剂量开始，优先选择长效制剂，联合应用及个体化治疗。

随访管理：2018 年 3 月 15 日，患者主诉间断头晕耳鸣。查体：血压 160/60 mmHg，心率 72 次 / 分，身高 157 cm，体重 42 kg，偏瘦体质。首次给予苯磺酸氨氯地平片 5 mg，每日一次晨服；氢氯噻嗪片 10 mg，每日一次晨服。一周后随访，血压 140/60 mmHg，患者自觉头晕耳鸣症状消失，精神状况明显好转。2019 年 5 月 26 日第七次随访，自诉开始服用替米沙坦片（自行换药），血压控制在 150/50 mmHg，血压控制不理想。辅助检查：心电图及大生化未见异常，颈动脉超声显示双侧颈动脉有不均回声斑块形成。诊断：高血压 2 级。调整治疗方案，停用替米沙坦片，给予苯磺酸氨氯地平片 5 mg，每日一次晨服，氢氯噻嗪片 10 mg，每日一次晨服，瑞舒伐他汀钙片 5 mg，每日一次，嘱定期随访。第九次随访，血压控制在 130/60 mmHg，血压得到逐步控制，病情明显好转。

案例解析：该高血压患者属于高血压 2 级，采用两种降压药物联合治疗。钙拮抗剂适用于大多数类型的高血压，尤其对老年性高血压、单纯收缩期高血压、冠状动脉和颈动脉粥样硬化、周围血管病患者疗效很好，配伍利尿药尤其对老年性高血压、心力衰竭患者有益。患者经过规范的药物治疗配合低盐膳食及戒烟处方，控制钠盐的摄入量及吸烟的数量，降低心血管病发生风险。具体措施：①高血压患者食盐的摄入量每天应 < 6 g。改变烹饪方法，减少用盐量。②少用含盐高的佐料。③尽量少吃或不吃含盐多的食品。④丢弃所有的烟草、烟灰缸、火柴、打火机，避免一见到这些就条件反射地想要吸烟。⑤避免参与往常习惯吸烟的场所或活动。⑥坚决拒绝一切烟草的诱惑，提醒自己只要再吸一支就足以令之前所有的努力都前功尽弃。通过改善一些日常不良的生活方式后从原来的间接头晕耳鸣，到目前和正常人一样，病情得到了很好的控制。但从该案例可以看出，高血压患者的遵医性和个体化治疗有待提高。需要加强健康教育，增强患者对医生的信任感和依从性，合理用药。

【案例 9】患者男性，51 岁。本科学历，在职交警。

既往病史：病人高血压病史四年，最高血压达 140/110 mmHg。有高血压家族史，父亲及母亲均患有高血压病。本人无吸烟饮酒嗜好，高盐饮食。

既往治疗史：患者于三年前在当地体检中心体检时确诊为高血压。确诊后曾给予降压药物治疗，药名及用量不详，效果不明显，病情时好时坏。两年前到高血压防治中心治疗，效果明显好转。

治疗方案：依据《中国高血压防治指南》，经由市级医疗机构复核诊断为原发性高血压病人。治疗方案：血管紧张素受体阻滞药（ARB）+β受体阻滞剂。小剂量开始，优先选择长效制剂，联合应用及个体化治疗。

随访管理：2018 年 10 月 13 日，患者主诉间断头晕头痛症状。查体：血压 140/100 mmHg，心率 77 次 / 分，身高 170 cm，体重 65 kg，体质指数正常。首次给予苯磺酸氨氯地平片 5 mg，每日一次服用。两周后随访，血压 130/70 mmHg，患者自觉头痛，面部潮红发热，出现下肢轻度水肿。辅助检查：心电图及大生化未见异常，颈动脉超声未见异常。诊断：高血压 2 级。调整治疗方案，停用苯磺酸氨氯地平片，给予富马酸比索洛尔 5 mg，每日一次晨服，奥美沙坦片 10 mg，每日一次晨服，嘱定期随访。第六次随访，血压控制在 130/80 mmHg，患者自觉头痛症状消失，无面部潮红发热症状，下肢水肿等症状均消失。血压得到逐步控制，病情明显好转。

案例解析：该高血压患者对钙通道阻滞剂（CCB）有不良反应，改用 ARB，降压作用明显，ARB 适用于 1~2 级高血压，尤其对高血压合并左室肥厚、心力衰竭、预防心房颤动、代谢综合征患者有益。该患者经过规范的药物治疗配合健康生活方式干预，服用低盐膳食处方，控制钠盐的摄入量，从而降低了心血管病发生风险。具体措施：①高血压患者食盐的摄入量应每天＜ 6 g。改变烹饪方法，减少用盐量。②少用含盐高的作料。③尽量少吃或不吃含盐多的食品。④在加用食盐时，最好使用有计量单位的容器，如限盐勺，做到心中有数。⑤食用包装食品时，要注意食物标签，了解含盐量。⑥在外就餐时，要告知服务人员，制作食品时，尽量少加盐，不要口味太重。⑦多食用新鲜蔬菜。通过改善一些日常不良的生活方式，该患者病情得到了很好的控制。但从该案例可以看出，加强高血压患者的遵医性和个体化治疗及健康教育还有待提高。

【案例 10】患者男性，56 岁。本科学历，在职公务员。

既往病史：该病人高血压病史两年余，最高血压达 230/116 mmHg。有高血压家族史，母亲患有高血压病。本人有吸烟嗜好，每天一包烟（20 支），无饮酒嗜好。

既往治疗史：患者于两年前在当地医院体检时确诊为高血压。确诊后曾给予降压药物治疗，药名及用量不详，效果不明显，病情时好时坏。一年前到高血压防治中心治疗，效果明显好转。

治疗方案：依据《中国高血压防治指南》，经由市级医疗机构复核诊断为原发性高血压病人。治疗方案：钙通道阻滞剂（CCB）＋血管紧张素受体阻滞药（ARB）＋利尿药。小剂量开始，优先选择长效制剂，联合应用及个体化治疗。

随访管理：2018 年 11 月 19 日，患者主诉头晕、头痛剧烈，身体乏力。查体：血压 220/110 mmHg，心率 78 次 / 分，身高 167 cm，体重 67 kg，体质指数正常。首次给予苯磺酸氨氯地平片 5 mg，每日一次晨服，替米沙坦片 20 mg，每日一次晨服，吲达帕胺缓释片 2.5 mg，每日一次晨服。三天后随访，血压 180/100 mmHg。一周后复诊，血压 140/80 mmHg。第十六次随访，血压 136/74 mmHg。患者自觉头痛，身体乏力症状消失。辅助检查：心电图及大生化未见异常，双肾超声未见异常。诊断：高血压 3 级。继续沿用原有治疗方案。

案例解析：该高血压患者诊断为高血压 3 级，属于三种降压药物联合治疗，结合健康生活方式的干预指导。给予戒烟处方，高血压患者吸烟会大幅增加血管病风险，对每个吸烟的高血压患者都应指导戒烟。戒烟的益处大，降低心血管病风险的效果明显。成功戒烟的窍门：①丢弃所有的烟草、烟灰缸、火柴、打火机。②避免进入往常习惯吸烟的场所。③烟瘾来时，做深呼吸运动或咀嚼无糖口香糖，尽量不要用零食代替烟草，以免引起血糖升高，导致身体过胖等不良现象的发生。④用餐后以喝水、吃水果或散步来代替饭后一支烟的习惯。⑤安排一些体育活动，如游泳、跑步、钓鱼、打球等，一方面可以缓解压力和精神紧张，一方面还有助于把注意力从吸烟上引开。⑥请家人监督，并对戒烟的成就给予鼓励或奖励。⑦必要时在医生指导下可以选用有助于戒烟的药物。通过改善一些日常不良的生活方式，该患者病情得到了很好的控制。

【案例 11】患者男性，40 岁。高中学历，农民。

既往病史：病人高血压病史四余年，最高血压达 200/140 mmHg。无高血压家族史。本人过去吸烟，不饮酒，高盐饮食。

既往治疗史：患者于四年前在当地村卫生所确诊为高血压，确诊后间歇用药，无规律；用过多种降压药，治疗效果不好。三年前到高血压防治中心治疗，效果明显好转。

治疗方案：依据《中国高血压防治指南》，经由市级医疗机构复核诊断为原发性高血压病人。治疗方案：钙通道阻滞剂（CCB）+ 血管紧张素受体阻滞药（ARB）+ 利尿药。小剂量开始，优先选择长效制剂，联合应用及个体化治疗。

随访管理：2018 年 1 月 6 日，患者主诉间断头晕、头痛症状，血压控制不稳。查体：血压 200/140 mmHg，心率 72 次 / 分，身高 172 cm，体重 83 kg，肥胖体质。首次给予苯磺酸氨氯地平片 5 mg，每日一次睡前服，奥美沙坦酯片 20 mg，每日一次晨服。一周后门诊复查，血压 150/120 mmHg，心率 70 次 / 分，患者自觉头晕头痛症状消失，身体状况明显好转。但血压控制不理想。辅助检查：心电图、大生化、颈动脉超声等均未见异常。诊断：高血压 3 级。调整治疗方案，给予苯磺酸氨氯地平片 5 mg，每日一次晨服，奥美沙坦酯片 20 mg，每日一次晨服，吲达帕胺缓释片 2.5 mg，每日一次晨服，嘱定期随访。第七次随访，血压控制在 130/80 mmHg，血压得到逐步控制，病情明显好转。

案例解析： 该高血压患者诊断为高血压 3 级，对其进行规范的药物治疗及健康生活方式的干预指导。①控制体重，适量运动。高血压患者不仅可以运动，而且要坚持运动。高血压患者适宜进行有氧运动，是指中低强度、有节奏、可持续时间较长的运动形式，比高强度运动在降血压方面更有效、更安全。建议患者快走、慢跑或做有氧健身操等。该患者坚持每晚做有氧健身操，改善体质后病情得到了很好的控制。②低盐饮食，从点滴做起。高血压患者食盐的摄入量应每天＜6 g。改变烹饪方法，减少用盐量；少用含盐高的作料；尽量少吃或不吃含盐多的食品；在加用食盐时，最好使用有计量单位的容器，如限盐勺，做到心中有数；食用包装食品时，要注意食物标签，了解含盐量；在外就餐时，要告知服务人员，制作食品时，尽量少加盐，不要口味太重；多食用新鲜蔬菜及水果。

【案例 12】 患者男性，61 岁。高中文化，农民。

既往病史： 有高血压家族史，病人 51 岁时首次发病。在诊所测量血压 150/96 mmHg。自述有时头晕。未服药治疗。

既往治疗史： 2010 年 3 月在县医院确诊为原发性高血压。开始用药规范治疗。最早服用复方利血平片、珍菊降压片、卡托普利片，血压控制不佳，疗效较差。

治疗方案： 依据《中国高血压防治指南》，经由县级医疗机构诊断为原发性高血压。治疗方案：现服用厄贝沙坦氢氯噻嗪胶囊（150 mg /12.5 mg）每日一次口服，疗效较好。

随访管理： 2014 年开始，纳入基本公共卫生服务慢性病管理，每 3 个月随访 1 次，初期早起服用复方利血平片、珍菊降压片、卡托普利片，疗效较差，每日增加到最大剂量后疗效不满意，患者主诉间断头晕、头痛症状，血压控制不稳。查体：血压 150/100 mmHg，心率 72 次 / 分，身高 166 cm，体重 65 kg。2019 年第 21 次随访后更换厄贝沙坦氢氯噻嗪胶囊（150 mg/12.5 mg），每日一次口服，效果明显，血压控制正常稳定。

案例解析：该高血压患者经过规范的治疗管理后，血压得到了很好的控制，不影响从事农业生产生活劳动。从该案例可以看出，使用传统的复方制剂也是基层农村地区降压药的一种选择，在使用固定复方制剂时，要掌握其组成成分的禁忌证和可能的不良反应。复方利血平片主要成分为利血平 0.032 mg、氢氯噻嗪 3.1 mg、盐酸异丙嗪 2.1 mg、硫酸双肼屈嗪 4.2 mg。珍菊降压片主要成分为可乐定 0.03 mg、氢氯噻嗪 5 mg，单一用药降压效果不理想时，可联合用药。治疗过程中病人未出现药物副作用，医生可通过健康教育宣传，督促病人定期到诊所测量血压，施行低盐、低脂、高维生素饮食，进行广场舞或走步锻炼，以增强患者对疾病的认识、对医生的信任，增加患者的用药依从性。

【案例 13】患者男性，78 岁。初中文化，农民。

既往病史：有高血压家族史，病人 72 岁时首次发病，在卫生院为 65 岁以上老年人体检时测血压 162/103 mmHg，自述有时头晕、恶心，未服药治疗。

既往治疗史：2014 年在县级医疗机构确诊为高血压，开始用药规范治疗，最早服用复方利血平片、吲达帕胺等，疗效较差。

治疗方案：依据《中国高血压防治指南》，经由县级医疗机构复核诊断为高血压。治疗方案：钙通道阻滞剂氨氯地平 5 mg，每日一次口服，疗效较好。CCB 小剂量开始，优先选择长效制剂，联合应用及个体化治疗。

随访管理： 2014 年开始纳入基本公共卫生服务慢性病管理，每 3 个月随访一次，初期服用降压药疗效尚可，后逐渐增加每日剂量至最大剂量，疗效不满意。患者主诉间断头晕、头痛，血压控制不稳。查体：血压 145/88 mmHg，心率 72 次 / 分，身高 166 cm，体重 68 kg。2019 年第一次随访后更换氨氯地平，效果明显，至今血压控制在 142~148/80~88 mmHg。

案例解析： 该高血压患者经过规范的治疗管理后，血压得到了很好的控制，不影响从事农业生产生活劳动。从该案例可以看出，长期服用一种降压药物，增加剂量到最大量后，降压效果不理想，要根据具体情况选择更适合患者的降压药物。于是调整药物，选择钙通道阻滞剂氨氯地平，也可联用降压药。治疗过程中，病人未出现药物副作用，对于 65 岁以上的高血压患者，已发生体位性低血压，根据耐受性逐步达标。治疗目标：收缩压小于 150 mmHg，如能耐受可降至 140 mmHg；80 岁以上的高龄老人血压目标是小于 150/90 mmHg。通过接受健康教育宣传，患者可改善生活方式，实行低盐、低脂、高维生素饮食，进行广场舞锻炼，增强了对疾病的认识，提高了服药依从性。

【案例 14】 患者女性，66 岁。初中文化，农民。

既往病史： 病人 2013 年出现头晕、头痛症状，血压 148/96 mmHg，并伴有心慌、恶心等症状。

既往治疗史： 在市级医疗机构因心源性休克住院治疗，临床痊愈出院。通过长期用药，现基本正常。

治疗方案： 现用厄贝沙坦氢氯噻嗪片，每天一次，每次一片。加富马酸比索洛尔片每次 5 mg，每天 1 次，口服。血压控制满意，血压 140/80 mmHg 以下。

随访管理： 2014 年 3 月，经卫生院医生筛查，纳入基本公共卫生服务高血压随访管理，每季度随访一次。结合患者平时自测血压情况，进行降压药物品种与剂量的调整。2016年6月第10次随访，患者主诉间断头晕、头痛，血压控制不稳。查体：血压145/88 mmHg，心率72次/分，身高150 cm，体重71 kg，微胖体质。改用厄贝沙坦氢氯噻嗪片，每天一次，每次一片口服，富马酸比索洛尔片5 mg/次，每日一次口服，效果良好。经多次随访，患者无不良反应，血压控制在140/80 mmHg以下。

案例解析：该患者在规范管理之前，没有规律服药，使血压忽高忽低，不适症状较重，生活不能自理。规范管理后，患者每天规律用药，适当运动，低盐低脂饮食，近两年血压平稳。患者应该坚持每天按时按量服药，如果患者根据主观感觉增减药物、忘记服药或者下次吃药时补服上次忘记的药量，都可导致血压波动，引起重要脏器的损害。长期随访中不可随意中断药物，如出现低血压伴明显头晕，可减量或暂停药物，并密切监测血压，如血压上升，要调整剂量，继续治疗。经规范治疗血压得到满意控制后，可以逐渐减少药物剂量，甚至可以考虑停药，但如果突然停药，可以导致血压突然升高，出现停药综合征。定期监测服药和血压的关系，鼓励家庭自测血压，教会患者及家属如何测量血压，并定期记录服药剂量和血压变化数值。

_____

【案例15】患者男性，51岁。高中文化，农民。

既往病史：病人41岁时出现头痛、头晕症状，血压连续3日高于140/90 mmHg，确认高血压。

既往治疗史：在家自用吲达帕胺片，起始1.25 mg每日一次，后逐渐增加到每日2.5 mg。血压基本得到控制。由于患者近两年头痛、头晕症状逐渐加重，单用吲达帕胺片2.5 mg，血压控制仍未达标。

治疗方案：依据《中国高血压防治指南》，经由市级医疗机构复核诊断为原发性高血压。治疗方案: 利尿药+血管紧张素转换酶抑制药 (ACEI)。小剂量开始, 优先选择长效制剂, 联合应用及个体化治疗。单用吲达帕胺片 2.5 mg, 加服卡托普利, 晨起 12.5 mg, 每日一次, 血压控制满意。

随访管理: 2011 年定为高血压后正式加入基本公共卫生服务慢病管理, 每年进行四次随访, 根据情况加减治疗药物, 血压一直控制得很好。自从规范管理以来, 服用吲达帕胺 2.5 mg 后, 血压受到控制。2014 年 9 月随访患者主诉间断头晕、头痛, 血压控制不稳。查体: 血压 140/90 mmHg, 心率 72 次 / 分, 身高 166 cm, 体重 68 kg。同时加用卡托普利 12.5 mg, 到 12 月随访时血压 138/84 mmHg。血压控制满意, 患者无不良药物反应。

案例解析: 该患者经过治疗管理后, 从不能从事重体力活动, 到现在可以干农活和重体力活动, 和正常人一样生活。血管紧张素转换酶抑制药降压作用明显, 保护靶器官证据较多, 适用于 1~2 级高血压, 特别是对高血压合并慢性心力衰竭、心肌梗死、心功能不全、心房颤动、糖尿病肾病、代谢综合征有益, 可与小剂量噻嗪类利尿药或二氢吡啶类钙拮抗剂合用。该患者加服小剂量利尿药, 血压控制满意。血压达标稳定且无不良反应的患者, 一般给予长期维持治疗, 不要随意更换药物。对于 1~2 级高血压患者, 在夏季酷暑或冬季严寒时期, 可根据血压情况适度调整降压药物治疗方案。酷暑季节血压较低, 可减少药物剂量或暂停联合治疗中的一种药, 严寒季节血压升高, 可增加药物剂量或增加另外一种降压药物。同时加强患者健康教育宣传, 增强患者对疾病和对医生的信任感。

【案例 16】患者女性, 60 岁。初中文化, 农民。

既往病史: 病人三年前经常自觉头痛、头晕, 在卫生所测血压 160/100 mmHg, 后来症状有所减轻。

既往治疗史: 2017 年 7 月卫生院筛查高血压病人（每年体检一次）,

血压 150/100 mmHg。经当地卫生院确诊为原发性高血压，口服依那普利片，效果比较稳定。

治疗方案： 依据《中国高血压防治指南》，经由当地医疗机构诊断为原发性高血压病人。治疗方案：血管紧张素转换酶抑制药（ACEI）。小剂量开始，优先选择长效制剂，依那普利片 10 mg，每日早晨口服，经几周的治疗，效果比较明显，头痛、头晕症状基本消失。

随访管理： 2017 年 10 月该病人被纳入基本公共卫生服务慢病管理后，每日口服依那普利 10 mg，每季进行随访，并进行健康生活方式指导。病人身高 147 cm，体重 61 kg，通过适当运动、低盐低脂饮食、保持心态乐观、按时服药等方法，病人血压基本稳定在 120/80 mmHg 左右，治疗效果明显。通过纳入慢病管理、服用降压药物依那普利及配合健康生活方式指导 12 个月后，效果明显。

案例解析： 该病人在发病时经常头痛、头晕，已影响到正常的工作和生活，本人未给予足够重视，在当地健康体检时确诊，纳入基本公共卫生服务高血压随访管理。为方便基层医生实际操作，建议在基层高血压患者的长期随访中，根据患者血压达标情况、其他心血管危险因素情况分层分级管理，通过分层分级管理可以有效地利用现有资源，重点管理未达标的高血压患者，提高血压控制率。根据不同管理级别，定期进行随访和监测，管控血压达标率，同时考虑到患者总体心血管风险，有利于基层医生对高血压的管理。

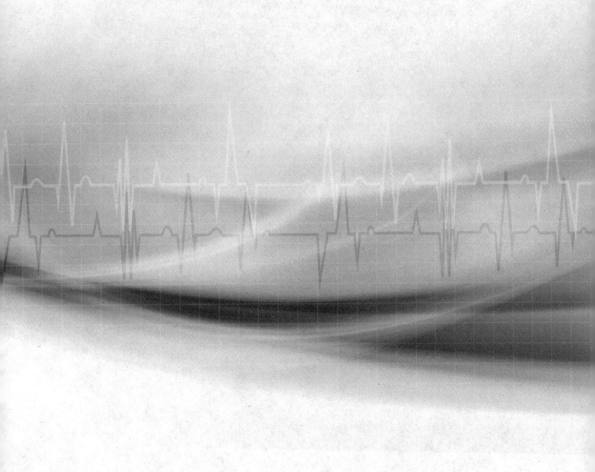

第二章

糖尿病患者随访管理

第一节　概述

一、目的及意义

（1）评估治疗效果，及时调整治疗方案规范治疗，提高患者规范治疗的依从性，促进血糖稳定维持目标水平。

（2）有效控制血糖、血压、血脂等相关指标水平，预防或延缓糖尿病并发症，提高患者生活质量，延长寿命。

（3）监测血糖、血压、血脂、并发症和相关伴发疾病的变化。

（4）发挥基层医疗机构的服务优势，使糖尿病患者得到持续的动态管理和健康生活方式的干预指导。

二、原则

1. 个体化管理

根据病情确定分类管理级别，同时考虑患者的个人需求、心理和家庭等因素，制订个体化随访计划。

2. 分类管理常规

在进行患者管理前，首先要判断患者管理的类型，确定随访内容。

（1）管理对象：血糖水平相对稳定者；无并发症或并发症稳定的患者；应强化管理但因各种原因不能纳入强化管理的患者。

（2）规范管理：已有早期并发症的患者；血糖控制情况差的患者；自我管理能力差的患者，有具体特殊情况（妊娠、围术期、1型糖尿病等）的患者；相对年轻、病程较短的患者；治疗上有积极要求的患者。

（3）综合性管理：非药物治疗、药物治疗、相关指标和并发症监测、健康教育及行为、自我管理等。

（4）连续性管理：对登记管理的患者进行连续的动态管理。

第二节　随访内容和要求

　　规范的糖尿病患者随访管理内容包括以下几个方面：健康评估，了解患者病情，评估治疗情况；监测检查指标：根据分类管理要求，督促患者定期检查血糖、血压、糖化血红蛋白和伴发并发症，发现患者出现靶器官损害情况；非药物治疗：了解行为改变，调整非药物治疗方案，教会患者改变或消除行为危险因素的技能；药物治疗：了解患者药物使用情况，评价药物治疗效果，对于疗效不佳的患者，帮助其调整治疗方案；自我管理技能评估：了解患者自我管理的情况，对其进行医学指导。随访管理的内容和要求见表2–1。

表 2–1　随访管理的内容和要求

随访项目	随访内容	初诊	每次复诊	季度复诊	年度复诊
病史体检	症状体征	每次随访	每次随访	每次随访	每次随访
	血压	每次随访	每次随访	每次随访	每次随访
	体重	每次随访	每次随访	每次随访	每次随访
实验室检查	血糖	每次随访	每次随访	每次随访	每次随访
	糖化血红蛋白	+	-	+	+
	血脂	+	-		+
	尿常规	+	-		+
	尿微量白蛋白	+	-		+
	血肌酐尿素氮	+	-		+
特殊检查	眼视力	+	-		+
	眼底检查	+	-		+
	足动脉波动	+	-		+
	神经病变	+	-		+

随访项目	随访内容	初　诊	每次复诊	季度复诊	年度复诊
	心电图	+	-		+
	颈动脉超声检查	选做	选做	选做	选做
非药物治疗	饮食运动治疗	每次随访	每次随访	每次随访	每次随访
	心理咨询				
	戒烟	每次随访	每次随访	每次随访	每次随访
药物治疗	合理用药指导	每次随访	每次随访	每次随访	每次随访

第三节　方式和流程

（1）门诊随访：门诊医生利用患者就诊时开展患者管理。

（2）家庭随访：社区医生通过上门服务进行患者管理。

（3）电话随访：对能进行自我管理的患者且随访没有检验项目的患者，可以电话方式进行随访。

（4）集体随访（健康教育活动场所、老年活动站、居委会等）：社区医生在社区设点，定期开展讲座等多种形式的糖尿病健康活动集体随访。

第四节　效果评价

每年年终，须对当年社区糖尿病分类管理情况进行综合防治效果评价。

1. 糖尿病管理覆盖率

其是指基层医疗卫生机构已登记管理的糖尿病患者人数在管辖域糖尿病患病人数的比例。计算公式：糖尿病管理覆盖率 = 已登记管理的糖尿病人数 / 辖区糖尿病患病人数 ×100%。

2. 糖尿病规范管理率

其是指实施规范管理的糖尿病患者人数占年初登记管理的糖尿病患者

人数的比例。计算公式：糖尿病规范管理率 = 规范管理的糖尿病患者人数 / 年初登记管理人数 ×100%。

3. 糖尿病防治知识知晓率

其是指社区居民中对糖尿病防治知识了解掌握的比例。计算公式：糖尿病防治知识知晓率 = 被调查社区居民糖尿病防治知识正确人数 / 被调查总人数 ×100%。

4. 糖尿病知晓率

其是指糖尿病患者中知道自己患糖尿病与实际患糖尿病总人数之比。计算公式：糖尿病知晓率 = 被调查者中知道自己患糖尿病人数 / 被调查的实际糖尿病人数 ×100%。

5. 血糖控制率

其是指规范管理患者中血糖控制效果为"理想"和"良好"的糖尿病患者人数占分类管理患者人数的比例。计算公式：血糖控制率 =（血糖控制"理想"人数 + 血糖控制"良好"人数）/ 规范管理人数 ×100%。

第五节　转诊

转诊的原则是确保患者得到安全和有效的治疗，尽量减轻患者的经济负担，最大限度发挥基层医生和专科医生各自的优势及二者之间的协同作用。

1. 转出指标

从基层医疗卫生机构转至综合医院的标准。

（1）初发血糖增高。

（2）妊娠和哺乳期糖尿病；糖尿病伴发感染。

（3）无并发症，规律治疗 3 个月，血糖降低效果不满意，不能达标。

（4）血糖控制平稳后，再度出现血糖增高并难以控制。

（5）血糖波动大，临床处理困难。

（6）有慢性并发症，需要调整治疗方案。

（7）急性并发症（低血糖等）进行必要的处理后尽快转诊。

（8）分类随访管理中出现以下情况：微量白蛋白尿、水肿、高血压；下肢痛、感觉异常、间歇性跛行、肢端坏疽等；视物模糊；上肢或下肢感觉异常或疼痛；合并冠心病、脑血管病。

（9）服用降血糖药物后出现不能解释或不能处理的不良反应。

（10）病情稳定，按照随访要求到综合医院做相关的检查和治疗。

2. 转回指标

从综合医院转回的标准是诊断明确、治疗方案确定且血糖及伴随临床情况控制稳定。

第六节　2型糖尿病患者健康管理服务规范

一、服务对象
辖区内35岁及以上常住居民中2型糖尿病患者。

二、服务内容
（一）筛查

对工作中发现的2型糖尿病高危人群进行有针对性的健康教育，建议其每年至少测量1次空腹血糖，并接受医务人员的健康指导。

（二）随访评估

对确诊的2型糖尿病患者，每年提供4次免费空腹血糖检测，至少进行4次面对面随访。

（1）测量空腹血糖和血压，并评估是否存在危急情况，如出现血糖 ≥ 16.7 mmol/L 或血糖 ≤ 3.9 mmol/L；收缩压 ≥ 180 mmHg 或舒张压 ≥ 110 mmHg；意识或行为改变、呼气有烂苹果样丙酮味、心悸、出汗、食欲减退、恶心、呕吐、多饮、多尿、腹痛、深大呼吸、皮肤潮红；持续性心动过速（心率超过100次/分）；体温超过39℃或有其他的突发异常情况，如视力突然骤降、妊娠期及哺乳期血糖高于正常值等危险情况之一，或存在不能处理的其他疾病时，须在处理后紧急转诊。对于紧急转诊者，乡镇卫生院、村卫生室、社区卫生服务中心（站）应在2周内主动随访转诊情况。

（2）若不需紧急转诊，询问上次随访到此次随访期间的症状。

（3）测量体重，计算体质指数（BMI），检查足背动脉搏动。

（4）询问患者疾病情况和生活方式，包括心脑血管疾病、吸烟、饮酒、运动、主食摄入情况等。

（5）了解患者服药情况。

（三）分类干预

（1）对血糖控制满意（空腹血糖值 <7.0 mmol/L）、无药物不良反应、无新发并发症或原有并发症无加重的患者，预约下一次随访。

（2）对第一次出现空腹血糖控制不满意（空腹血糖值 ≥ 7.0 mmol/L）或药物不良反应的患者，结合其服药依从情况进行指导，必要时增加现有药物剂量、更换或增加不同类的降糖药物，2周时随访。

（3）对连续两次出现空腹血糖控制不满意或药物不良反应难以控制以及出现新的并发症或原有并发症加重的患者，建议其转诊到上级医院，2周内主动随访转诊情况。

（4）对所有的患者进行针对性的健康教育，与患者一起制定生活方式改进目标，并在下一次随访时评估进展。告诉患者出现哪些异常时应立即就诊。

（四）健康体检

对确诊的2型糖尿病患者，每年进行一次较全面的健康体检，体检可与随访相结合。内容包括体温、脉搏、呼吸、血压、空腹血糖、身高、体重、腰围、皮肤、浅表淋巴结、心脏、肺部、腹部等常规体格检查，并对口腔、视力、听力和运动功能等进行判断。具体内容参照《居民健康档案管理服务规范》健康体检表。

三、服务流程

见图 2-1。

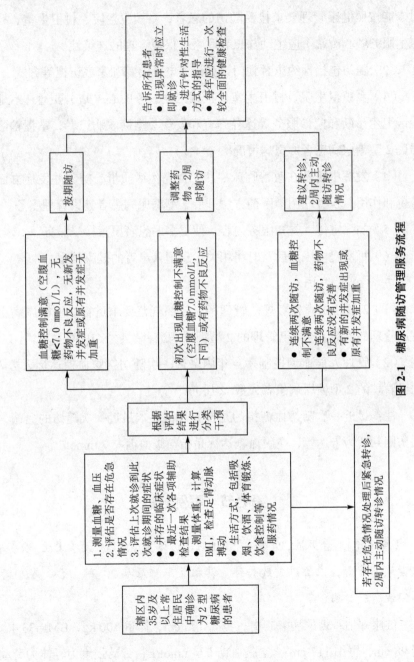

图 2-1 糖尿病随访管理服务流程

四、服务要求

（1）2型糖尿病患者的健康管理由医生负责，应与门诊服务相结合，对未能按照健康管理要求接受随访的患者，乡镇卫生院、村卫生室、社区卫生服务中心（站）应主动与患者联系，保证管理的连续性。

（2）随访包括预约患者到门诊就诊、电话追踪和家庭访视等方式。

（3）乡镇卫生院、村卫生室、社区卫生服务中心（站）要通过本地区社区卫生诊断和门诊服务等途径筛查和发现2型糖尿病患者，掌握辖区内居民2型糖尿病患者的患病情况。

（4）发挥中医药在改善临床症状、提高生活质量、防治并发症方面的特色和作用，积极应用中医药方法开展2型糖尿病患者健康管理服务。

（5）加强宣传，告知服务内容，使更多的患者愿意接受服务。

（6）每次提供服务后及时将相关信息记入患者的健康档案。

五、工作指标

（1）2型糖尿病患者规范管理率＝按照规范要求进行2型糖尿病患者健康管理的人数／年内已管理的2型糖尿病患者人数 ×100%

（2）管理人群血糖控制率＝年内最近一次随访空腹血糖达标人数／年内已管理的2型糖尿病患者人数 ×100%

注：最近一次随访血糖指的是按照规范要求最近一次随访的血糖，若失访则判断为未达标，空腹血糖达标是指空腹血糖＜7 mmol/L。

第七节　案例分析

【案例1】患者男性，24岁。身高173 cm，体重100 kg，大学文化，公务员，曾尝试过节食，但都以失败告终。其祖父患糖尿病20年、冠心病20年，其父亲患冠心病8年。

健康评估：糖尿病家族史；身高173 cm，体重100 kg，BMI=33.4。腰围98 cm，臀围117 cm；空腹血糖5.6 mmol/L，劳动强度为轻体力劳动；

运动方式为每周打篮球 90 分钟，其余时间无运动；文娱爱好为电脑上网；睡眠 6 ~ 7 小时，无睡眠障碍、入睡困难等，情绪正常。食盐量每天 7 ~ 8 g；主食每日 500 g；饮食嗜好为甜食、零食；对糖尿病危险因素完全不了解；不吸烟，偶尔饮酒（量少）；能保证每年体检一次。高危个体主观愿意减重。

健康诊断（主要危险因素）：①糖尿病家族史。② BMI=33.4（正常 18.5 ~ 23.9，≥ 28 为肥胖），属肥胖；腰围 98 cm（正常男性腰围 85 cm）；臀围 117 cm。③不合理膳食习惯：高脂、高糖、低纤维素饮食。④运动频率低：每周 1 次。⑤知识缺乏：缺乏对糖尿病危险因素相关知识的了解。

干预计划：①一周内掌握糖尿病危险因素相关知识；②改变不良饮食习惯，计划在 3 个月内减重 10%，则每周减重 0.825 kg。

干预措施，如下所述：

（1）发放印有糖尿病危险因素的宣传资料并讲解，使对象理解、接受；发放盐勺、油勺，并指导家属合理控制盐、油用量。

（2）减重。

第一步：算出每月减重的具体克数，3 个月减重 10%，即 100 kg×10% =10 kg，每月减重 10 kg÷3=3.3 kg=3300 g。

第二步：计算每日应消耗的热量，1 g 脂肪 =9 kcal 热量，减少 330 g 脂肪需消耗热量为 3300 g×38 kJ（9 kcal）/g=124324 kJ（29700 kcal），每日计划要多消耗的热量 29700 kcal÷30=4144 kJ（990 kcal）/d。

第三步：每日减少食物摄入，需要减少的能量和运动消耗的能量按各承担一半为 990 kcal/2=2072 kJ（495 kcal）。设每日需少吃粮食的量为 Xg，已知每 100 g 粮食（按稻米计算）产能量 1415 kJ（338 kcal），那么 X=（100 g×495 kcal）÷338 kcal=146.4 g（换算成居民习惯的计量单位为每日可少食约 150 g 粮食，或根据食品交换份概念，改成每日少食 100 g 粮食、50 g 瘦猪肉或牛肉）。

第四步：计算每日食物摄入量，干预对象的标准体重

=173 cm −105=68（kg），属于轻体力劳动；每千克体重需热量126 kJ（30 kcal）/kg/68 kg=8539 kJ（2040 kcal），给干预对象发放印有相同热量的各种膳食单以供参考。

第五步：运动计划，每日上、下班走路80分钟可消耗热量1340 kJ（320 kcal），每日晚饭后1小时慢跑40分钟，可消耗热量1256 kJ（300 kcal）。

第六步：家庭支持，要求其祖父详细记录干预对象的每周体重变化，要求其父母详细记录每日膳食情况。

干预效果评价：①一周后对糖尿病危险因素能完全复述；食盐量下降，并且对减重信心十足。②15日后回访干预对象已减重3 kg，精神状态良好；45日后回访干预对象的体重由100 kg降至94 kg，血压120/70 mmHg；100日后回访，干预对象体重降至88 kg，血压120/70 mmHg，空腹血糖4.8 mmol/L，腰围86 cm，完全达到预期目标。半年后随访干预对象体重72.5 kg。

案例解析：该案例为糖尿病的高危人群，高危人群界定标准：①年龄≥45岁，BMI≥24者。②有糖尿病家族史。③既往有葡萄糖耐量减低（IGT）或空腹血糖受损（IFG）者。④高密度脂蛋白胆固醇降低（≤1.94 mmol/L）和（或）高甘油三酯血症（>13.88 mmol/L）者。⑤高血压和（或）心脑血管病变者。⑥妊娠糖尿病史或曾分娩过巨大儿（≥4 kg）者。⑦常年不参加体力活动者；使用特殊药物，如糖皮质激素、利尿药等。通过对其健康进行评估，他的主要危险因素是不合理膳食习惯和运动频率低，须从减少能量摄入和增加运动消耗两方面开展干预。通过半年的健康指导和追踪随访，该案例已经形成良好的生活方式，血压、血脂、血糖稳定，达到预期目标。

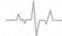

【案例2】患者男性，49岁。2型糖尿病，身高160 cm，体重65 kg，

公司职员。母亲患冠心病 10 年，父亲患骨关节病。

健康评估：无糖尿病家族史，自驾车上下班，四肢关节正常，无运动习惯，爱好看电视、上网、打麻将；喜肉食、油炸食品，睡眠每日 6 ~ 7 小时，吸烟每周 3 ~ 4 根、偶尔饮酒；体检每年 1 次，对糖尿病知识部分了解；目前血压 130/80 mmHg，甘油三酯 1.7 mmol/L（正常 < 1.7 mmol/L），胆固醇 5.2 mmol/L（正常 < 5.18 mmol/L），低密度脂蛋白胆固醇 3.24 mmol/L（正常 < 3.37 mmol/L），高密度脂蛋白胆固醇 1.23 mmol/L（正常 ≥ 1.4 mmol/L），空腹血糖 6.7 mmol/L，餐后血糖 8.5 mmol/L。

健康诊断：①无糖尿病家族史。② BMI=25.4（正常 18.5 ~ 23.9），≥ 28 为肥胖）属超重；③不合理膳食习惯：高脂、高糖、低纤维素饮食。④无运动习惯，静坐生活方式。⑤知识缺乏：缺乏糖尿病危险因素相关知识的了解。⑥血脂异常。

干预计划：① 1 周内掌握糖尿病饮食疗法的相关知识，改变不良的饮食喜好。②计划在 6 个月内通过饮食疗法，BMI 达到正常范围内。

干预措施

（1）发放印有糖尿病危险因素的宣传资料，并讲解，使对象理解，接受；发放盐勺、油勺，并指导家属合理控制盐、油用量。

（2）饮食疗法

第一步：计算标准体重：160 cm – 105=55（kg），实际体重 65 kg，BMI=25.4，属超重，公司职员属轻体力劳动。

第二部：计算每日所需热量：按照每日应摄入量热能标准为 20~25 kcal（84~105 kJ）/（kg·d）。

第三步：计算出每日所需热量 =25 kcal（105 kJ）/kg × 55 kg=1375 kcal（5753 kJ）。

第四步：按每个食品交换份 90 kcal（377 kJ）计算，每日需要多少份食物：1375 kcal ÷ 90 kcal/ 份 =15.28 份。

第五步：设定每日各种食物摄入量（份数），碳水化合物释放的热量为总热量的 50% ~ 60%，蛋白质 12% ~ 20%，脂肪 25% ~ 30% 计算，3 种成分所需份数为：

碳水化合物：15.28 份 ×（0.5 ~ 0.6）=7.64 ~ 9.17 份

蛋白质：15.28 份 ×（0.12 ~ 0.20）=1.83 ~ 3.06 份

脂肪：15.28 份 ×（0.25 ~ 0.30）=3.82 ~ 4.58 份

第六步：以食物交换份的方法选择食物。食物交换有两种形式：

一种是本类食物的相互交换：以选择蔬菜为例，蔬菜 1.5 份，假设今日芹菜 0.5 份（250 g）、黄瓜 0.5 份（250 g）、菜花 0.5 份（175 g），总共 1.5 份；明日预计西红柿 0.5 份（250 g）、茄子 0.5 份（250 g）、青椒 0.5 份（175 g），总共 1.5 份。

另一种是不同种类食物的相互交换：蔬菜类和水果类以碳水化合物为主，可以互换，少吃 1 份蔬菜可以多吃 1 份水果。奶、豆制品、蛋类、肉类以蛋白质为主，可以互换，少吃 1 份鸡蛋可多吃 1 份肉。坚果类食物超量了，应适时减少炒菜油的用量。每日变换食物不会单调，总份数不变，这就是"食品交换份"的概念。

干预效果评价：①1 周后对于糖尿病危险因素能完全复述；食盐量下降，并且对饮食疗法信心十足。②15 日后回访干预对象已熟悉饮食疗法中食物交换份的方法，精神状态良好；45 日后回访干预对象的体重降至 63 kg，血压 120/70 mmHg，能够自己根据饮食疗法的基本原则和食物交换份的相关知识定制合理的食谱；半年后回访，干预对象体重降至 61 kg，血压 120/70 mmHg，空腹血糖 4.8 mmol/L，完全达到预期目标。

案例解析：对于糖尿病患者实施非药物干预主要是通过目的纠正不良生活方式，减轻胰岛负担，改善整体健康水平。该病例主要采取饮食疗法开展干预。饮食疗法的基本原则是①平衡膳食，选择多样化、营养合理的食物；可多吃：作为每餐的基础，如小麦、大米、扁豆、豆荚、蔬菜、新鲜水果（不甜的）；适量吃：少量富含蛋白质的食物，如鱼、海产品、瘦肉、去皮鸡肉、坚果、低脂奶制品；少吃：尽量少摄入脂肪、糖和酒精，如肥肉、黄油、油料等。②限制脂肪摄入量：占饮食总热量的 25%～30% 甚至更低，应控制饱和脂肪酸的摄入，使其不超过总脂肪量的 10%～15%，胆固醇摄入量应控制在每日 30 mg 以下。③适量选择优质蛋白质：糖尿病患者每日蛋白质消耗量大，摄入应接近正常人的标准、蛋白质占总热能的 12%～15%，其中至少 1/3 来自动物类优质蛋白和大豆蛋白。④放宽对主食类限制，碳水化合物应占总热能的 55%～65%。如喜欢甜食，可用蛋白糖、糖精、甜菊糖等。⑤无机盐、维生素、膳食纤维要充足合理：补充B 族维生素；对于高血压病人，限制钠盐，每日食盐 5 g，老年患者，保证每日补钙 1000～1200 mg，防止骨质疏松。提倡膳食中增加纤维量，每日 20～35 g，天然食物为佳，与含高碳水化合物的食物同时使用。同时补充铬、锌、锰等微量元素。⑥限制饮酒：特别是肥胖、高血压和（或）高甘油三酯的患者。酒精还可引起使用胰岛素治疗的患者出现低血糖。⑦餐次安排要合理：每日保证三餐。按早、午、晚餐各 1/3 的热量；或早餐 1/5，午、晚餐各 2/5 的主食量分配，要求定时定量。

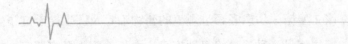

【案例 3】患者女性，77 岁。初中文化，农民。

既往病史： 病人糖尿病病史二十五年余，最高空腹血糖达 14.05 mmol/L。无药物过敏史，有高血压病史，无吸烟及饮酒史。

既往治疗史： 患者于二十五年前在当地卫生院确诊为 2 型糖尿病，确诊后口服降糖药＋注射胰岛素，间歇用药，无规律，用过多种降糖药及偏方，治疗效果不佳。八年前到高血压（慢性病）防治中心治疗，效果明显好转。

治疗方案： 依据中国糖尿病防治指南，经市级医疗机构复核诊断为 2 型糖尿病。治疗方案：生活方式干预＋口服降糖药＋注射类胰岛素（二联治疗）。小剂量开始及个体化治疗。

随访管理： 2012 年 6 月 26 日，患者主诉口干、乏力，血糖及血压控制不稳。查体：血压 154/70 mmHg，心率 65 次 / 分，身高 154 cm，体重 70 kg，肥胖体质，空腹血糖 14.05 mmol/L，餐后 2 小时血糖 25.7 mmol/L。首次给予二甲双胍缓释片每次 500 mg，每日两次，阿卡波糖每次 50 mg，每日两次，苯磺酸氨氯地平片 5 mg，每日一次晨服。三周后门诊复查，空腹血糖 11.2 mmol/L。血压 140/68 mmHg，心率 67 次 / 分，患者自觉口干症状略有好转。但血糖及血压控制仍不理想。辅助检查：心电图及血尿常规未见异常，血生化检查示：空腹血糖 11.2 mmol/L，餐后 2 小时血糖 17.6 mmol/L，总胆固醇 6.8 mmol/L，高密度脂蛋白胆固醇（LDL-C）2.13 mmol/L，低密度脂蛋白胆固醇（LDL-C）4.8 mmol/L。诊断：2 型糖尿病，高血压 2 级，高脂血症。调整治疗方案，给予二甲双胍缓释片每次 500 mg，每日两次；阿卡波糖每次 50 mg，每日两次；诺和灵 30R，早皮下每次 20U，晚皮下每次 18U；苯磺酸氨氯地平片 5 mg，每日一次晨服，瑞舒伐他汀钙片 5 mg，每日一次晨服，嘱定期随访。第十六次随访，空腹血糖控制在 6.0 mmol/L，餐后 2 小时血糖 7.3 mmol/L，血压控制在 126/70 mmHg，血糖及血压均得到逐步控制，病情明显好转。

案例解析： 该 2 型糖尿病患者经过规范的药物治疗及医生给予健康生活方式的指导。糖尿病是一种慢性终身性疾病，漫长的病程及多器官、多组织结构和功能障碍易使患者产生焦虑、抑郁等不良情绪，对疾病缺乏信心。更应耐心地向患者及其家属讲解糖尿病相关知识，配合家属及时进行心理疏导，培养其战胜疾病的信心使之保持乐观积极的心态，缓解精神压力。应建议他们多参与社交活动，提倡选择适合自己的体育、绘画等文娱活动，增加社交机会，在社团活动中倾诉心中的郁闷，得到同龄人的动导和理解，从而提高生活质量，达到良好的心理状态。从该案例可以看出，该病例年纪偏大，病史较长，应该侧重减轻精神压力，保持心理平衡，需要加强健康教育，增强患者对医生的信任感和依从性。

【案例 4】患者女性，71 岁。初中文化，农民。

既往病史：病人糖尿病病史十一年余，最高空腹血糖 9.3 mmol/L。无药物过敏史，无其他慢性病史，无吸烟及饮酒史。

既往治疗史：患者于 2009 年在当地县人民医院确诊为 2 型糖尿病，确诊后间歇用药，无规律；用过多种降糖药，治疗效果不好。2012 年到高血压（慢性病）防治中心治疗，效果明显好转。

治疗方案：依据中国糖尿病防治指南，经由市级医疗机构复核诊断为 2 型糖尿病病人。治疗方案：生活方式干预 + 二甲双胍缓释片。小剂量开始，优先选择长效制剂，联合应用及个体化治疗。

随访管理：2012 年 4 月 28 日，患者主诉多尿、体重下降，血糖控制不稳。查体：血压 110/70 mmHg，心率 78 次 / 分，身高 160 cm，体重 60 kg，体质指数正常，空腹血糖 9.26 mmol/L。首次给予二甲双胍缓释片每次 500 mg，每日一次饭中服。一周后门诊复查，空腹血糖 7.8 mmol/L，患者自觉多尿症状明显好转。但血糖控制仍不理想。辅助检查：心电图及血尿常规未见异常，血生化检查示：空腹血糖 7.8 mmol/L，低密度脂蛋白胆固醇（LDL-C）3.7 mmol/L。诊断：2 型糖尿病，高脂血症。调整治疗方案，给予二甲双胍缓释片每次 500 mg，每日两次饭中服，瑞舒伐他汀钙片 5 mg，每日一次晨服，嘱定期随访。第三十七次随访，空腹血糖控制在 5.7 mmol/L，血糖得到逐步控制，病情明显好转。

案例解析：该 2 型糖尿病患者属于老年女性患者，教育程度不高，需要加强以家庭为单位的健康指导。鼓励糖尿病患者的家属（家庭日常生活决策者）参加基层医疗卫生机构的"家庭保健员"训练项目，接受慢性病防治的系列学习。指导其如何建立健康生活方式，参加健康烹饪的实践活动，学习清淡少盐的饮食烹饪技巧，发放盐、油，教会其运用食品交换份的方法控制家人膳食摄入量；协助他们选择适宜的有氧运动方式，做到每周 4 ~ 5 次、每次 30 ~ 40 分钟的运动并督促糖尿病患者规律运动，以便长期坚持；同时纳入糖尿病高危人群管理，定期随访、体检。定期检查，病情不稳定时每日检查血糖，病情稳定后，每个月至少查空腹血糖和餐后血糖一次，如有不适随时检查血糖一次；餐后 2 小时血糖应控制在 4.4 ~ 8.0mmoL。同时防止慢性并发症及伴发疾病。

【案例 5】患者男性，60 岁。初中文化，退休工人。

既往病史：病人糖尿病病史十二年余，最高空腹血糖 11.7 mmol/L。无药物过敏史，无其他慢性病史，有吸烟及饮酒史。

既往治疗史：患者于十二年前在个人内科诊所确诊为 2 型糖尿病，确诊后间歇用药，无规律，用过多种降糖药及偏方，治疗效果不好。九年前到高血压（慢性病）防治中心系统治疗，效果明显好转。

治疗方案：依据中国糖尿病防治指南，经市级医疗机构复核诊断为 2 型糖尿病。治疗方案：生活方式干预＋注射类胰岛素。小剂量开始，优先选择长效胰岛素制剂及个体化治疗。

随访管理：2011 年 7 月 15 日，患者主诉多饮、多尿、近期消瘦严重等症状，空腹血糖及餐后 2 小时血糖控制不稳。查体：血压 138/76 mmHg，心率 70 次 / 分，身高 170 cm，体重 65 kg，体脂数正常，空腹血糖 11.7 mmol/L，餐后 2 小时血糖 18.6 mmol/L。首次给予重组甘精胰岛素注射液（长秀霖），皮下注射每次 16U，每日一次。一周后门诊复查，空腹血糖 8.2 mmol/L，血压 128/76 mmHg，心率 66 次 / 分。患者自觉多饮多尿症状减轻，身体状况明显好转。但血糖控制仍不理想。辅助检查：心电图及血尿常规未见异常，血生化检查示：空腹血糖 7.8 mmol/L，低密度脂蛋白胆固醇（LDL-C）3.66 mmol/L。诊断：2 型糖尿病、高脂血症。调整治疗方案，重组甘精胰岛素注射液（长秀霖），皮下注射每次 20U，每日一次，瑞舒伐他汀钙片 5 mg，每日一次晨服，嘱定期随访。第二十九次随访，空腹血糖控制在 6.5 mmol/L，血糖得到逐步控制，病情明显好转。

案例解析：该 2 型糖尿病患者有吸烟饮酒史，糖尿病患者吸烟会加速大血管病变的发展，冠心病患病率明显增加；吸烟也是糖尿病卒中的独立危险因素。因此，劝说使其产生戒烟的愿望，并帮助其制订计划，提供一些必要的专业支持，创造戒烟的环境，防止复吸。戒烟处方：丢弃所有的烟草、烟灰缸、打火机，避免一见到这些就条件反射地想要吸烟，避免参与往常习惯吸烟的场所或活动；用餐后以喝水、吃水果或散步来代替饭后一支烟的习惯等。同时结合限酒，认识饮酒的危害，树立一定要戒酒的观念。如饮酒，建议少量，男性饮酒者葡萄酒每天 ≤ 100 ml（相当于 100 g），或啤酒每天 250 ml（250 g），或白酒每天 50 ml（50 g）；不饮高度烈性酒，酒瘾严重者，可借助药物戒酒。从该案例可以看出，2 型糖尿病患者的遵医性和个体化治疗及生活方式的干预同步进行很有意义。

【案例 6】患者女性，77 岁。初中文化，农民。

既往病史：病人糖尿病病史九年余，最高空腹血糖 9.3 mmol/L。无药物过敏史，无其他慢性病史，无吸烟及饮酒嗜好。

既往治疗史：患者于九年前经市级医疗机构确诊为 2 型糖尿病，确诊后采用口服降糖药治疗，用药不规律，治疗效果不佳。两年前到高血压（慢性病）防治中心系统治疗，效果明显好转。

治疗方案：依据中国糖尿病防治指南，经市级医疗机构复核诊断为 2 型糖尿病。治疗方案：生活方式干预＋二甲双胍缓释片。小剂量开始，优先选择长效制剂及个体化治疗。

随访管理：2019 年 1 月 13 日，患者主诉浑身无力、口干等，空腹血糖控制不稳。查体：血压 130/70 mmHg，心率 66 次 / 分，身高 152 cm，体重 47 kg，体质指数正常，空腹血糖 9.3 mmol/L。首次给予二甲双胍缓释片每次 500 mg，每日一次饭中服。一周后门诊复查，空腹血糖 8.1 mmol/L，心率 68 次 / 分。患者自觉口干症状消失，身体状况逐渐好转。但血糖控制仍不理想。辅助检查：心电图示：窦性心率，完全性右束支传导阻滞，T 波改变。血尿常规未见异常，血生化检查示：空腹血糖 8.1 mmol/L。诊断：2 型糖尿病，冠心病？调整治疗方案，给予二甲双胍缓释片每次 500 mg，每日早晚各一次饭中服，嘱定期随访。第七次随访，空腹血糖控制在 6.1 mmol/L，血糖得到逐步控制，病情明显好转。

案例解析： 该 2 型糖尿病患者口服二甲双胍缓释片，二甲双胍对 2 型糖尿病患者除治疗高血糖外，还可以减轻体重、降血脂、减轻脂肪肝、降低血黏度，具有抑制动脉壁平滑肌细胞和成纤维细胞生长等改善大血管病变的作用；近年来研究证实该药可减少 2 型糖尿病人群的心血管事件，具有大血管保护作用。该药在历史上已经应用了 70 余年。该患者在口服药物基础上，开展了健康生活方式的干预。防止摄入能量过剩的，正确而有规律的一日三餐饮食，早吃好、午吃饱、晚少；不偏食挑食，不吃宵夜，少吃零食；进食顺序先喝汤，再吃蔬菜、主食，最后吃肉，进食细嚼慢咽，七八分饱。从该案例可以看出，2 型糖尿病患者需要遵医性和个体化治疗及生活方式的干预相互配合。

【案例 7】 患者男性，57 岁。初中文化，退休工人。

既往病史： 病人糖尿病病史九年余，最高空腹血糖 11.2 mmol/L。无药物过敏史，无其他慢性病史，有糖尿病家族史，母亲有 2 型糖尿病，有吸烟及饮酒嗜好。

既往治疗史： 患者于九年前在个人诊所确诊为 2 型糖尿病，确诊后采用口服降糖药治疗，用药不规律，治疗效果不佳。三年前到高血压（慢性病）

防治中心系统治疗，效果明显好转。

治疗方案：依据中国糖尿病防治指南，经由市级医疗机构复核诊断为2型糖尿病病人。治疗方案：生活方式干预＋注射类胰岛素。小剂量开始，优先选择预混胰岛素制剂及个体化治疗。

随访管理：2017年10月21日，患者主诉口渴、乏力等，空腹血糖控制不稳。查体：血压130/80 mmHg，心率72次/分，身高162 cm，体重60 kg，体质指数正常，空腹血糖11.2 mmol/L，餐后2小时血糖15.9 mmol/L。首次给予门冬30R，皮下注射每次早16U，晚14U。一周后门诊复查，空腹血糖8.6 mmol/L，心率68次/分。患者自觉口渴、乏力症状消失，身体状况逐渐好转。但血糖控制仍不理想。辅助检查：心电图及血尿常规未见异常，血生化检查示：空腹血糖7.3 mmol/L，总胆固醇6.05 mmol/L，低密度脂蛋白胆固醇（LDL-C）4.24 mmol/L。诊断：2型糖尿病，高脂血症。调整治疗方案，给予门冬30R，皮下注射每次早18U，晚16U，阿托伐他汀片10 mg，每日一次睡前服，嘱定期随访。第十八次随访，空腹血糖控制在6.2 mmol/L，血糖得到逐步控制，病情明显好转。

案例解析：该2型糖尿病患者经过规范的药物治疗及医生给予健康生活方式的指导。①控制饮食，从每餐做起。少吃多餐，每餐主食控制在100 g以内，水果在两餐中间吃，多食用新鲜蔬菜等。②限制饮酒，从点滴做起。认识饮酒的危害，树立一定要戒酒的观念。如饮酒，建议少量，葡萄酒每天≤100 ml（相当于100 g），或啤酒每天250 ml（250 g），或白酒每天50 ml（50 g），不饮高度烈性酒。③控制吸烟量，丢弃所有的烟草、烟灰缸、火柴、打火机，避免一见到这些就条件反射地想要吸烟；避免参与往常习惯吸烟的场所或活动；坚决拒绝一切烟草的诱惑，提醒自己只要再吸一支就足以令之前所有的努力都前功尽弃。从该案例可以看出，2型糖尿病患者的遵医性和个体化治疗及生活方式的干预同步进行效果较满意。

【案例 8】患者女性，69 岁。初中文化，退休工人。

既往病史：病人糖尿病病史十五年，最高空腹血糖达 14.6 mmol/L。无药物过敏史，有高血压病史，无吸烟及饮酒嗜好。

既往治疗史：患者于十五年前在个人内科诊所确诊为 2 型糖尿病，确诊后采用口服降糖药治疗，药名及药量不详，遵医性差，用药不规律，治疗效果不佳。五年前到高血压（慢性病）防治中心系统治疗，效果明显好转。

治疗方案：依据中国糖尿病防治指南，经由市级医疗机构复核诊断为 2 型糖尿病。治疗方案：生活方式干预 + 注射类胰岛素。小剂量开始，优先选择长效胰岛素制剂及个体化治疗。

随访管理：2015 年 11 月 13 日，患者主诉口干、易怒、心情烦闷，空腹血糖及餐后 2 小时血糖均控制不稳。查体：血压 150/96 mmHg，心率 68 次 / 分，身高 161 cm，体重 63 kg，偏胖体质，空腹血糖 14.6 mmol/L，餐后 2 小时血糖 21.9 mmol/L。首次给予重组甘精胰岛素注射液（长秀霖），皮下注射每次 20U，每日一次，替米沙坦片 20 mg，每日一次晨服。一周后门诊复查，空腹血糖 11.8 mmol/L，血压 140/80 mmHg，心率 72 次 / 分。调整用药剂量：给予重组甘精胰岛素注射液（长秀霖），皮下注射每次 24U，每日一次，替米沙坦片 20 mg，每日一次晨服。三周后门诊复查，空腹血糖 8.1 mmol/L。血压 140/80 mmHg，心率 70 次 / 分。患者自觉口干症状消失，身体状况逐渐好转。但血糖及血压控制仍不理想。辅助检查：心电图及血尿常规未见异常，血生化检查示：空腹血糖 8.1 mmol/L，低密度脂蛋白胆固醇（LDL-C）3.61 mmol/L。诊断：2 型糖尿病，高血压，高脂血症。调整治疗方案，给予重组甘精胰岛素注射液（长秀霖），皮下注射每次 30U，每日一次，苯磺酸氨氯地平片 5 mg，每日一次晨服，替米沙坦片 20 mg，每日一次晨服，瑞舒伐他汀钙片 5 mg，每日一次睡前服，嘱定期随访。第二十三次随访，空腹血糖控制在 6.4 mmol/L，餐后 2 小时血糖 7.2 mmol/L，血压控制在 128/70 mmHg，血糖、血压得到逐步控制，病情明显好转。

案例解析：该 2 型糖尿病患者采用胰岛素治疗，胰岛素治疗是控制血糖最有效的方法，但是在治疗过程中特别是长期注射胰岛素的患者还有很多需要考虑的问题。①注意注射部位的轮换（注射部位可选择上臂外侧、腹部、大腿外侧、臀部）。②胰岛素贮存方法是否正确、是否在有效期内、贮存的温度是否适宜（冰箱保存，温度在 2 ~ 8℃）、笔芯有无裂痕、药液是否变质。③胰岛素笔使用方法（一般短效胰岛素在餐前 15 ~ 30 分钟注射，注射 30 分钟内一定要进餐，注射部位不能按摩，避免剧烈运动，以免加速胰岛素吸收而引起胰岛素抵抗）、剂量是否正确等。对该患者也要给予控制体重，适量运动以及控制饮食，少吃多餐，每餐主食控制在二两以内等相关的健康生活方式的指导。

【案例 9】患者男性，67 岁。本科学历，专业技术人员已退休。

既往病史：病人糖尿病病史八余年，最高空腹血糖达 15.1 mmol/L。无药物过敏史，有高血压病史，无吸烟嗜好，有饮酒史。

既往治疗史：患者于 2012 年 9 月 18 日年在当地社区卫生服务中心确诊为 2 型糖尿病，确诊后采用皮下胰岛素治疗，该患者遵医行为差，饮食不规律，病情时好时坏，治疗效果不好。四年前到高血压（慢性病）防治中心系统治疗，效果明显好转。

治疗方案：依据中国糖尿病防治指南，经市级医疗机构复核诊断为 2 型糖尿病。治疗方案：生活方式干预＋注射类胰岛素。小剂量开始，优先选择预混胰岛素制剂及个体化治疗。

随访管理：2016 年 9 月 15 日，患者主诉头痛、消瘦、尿频，空腹血糖及餐后 2 小时血糖均控制不稳。查体：血压 140/100 mmHg，心率 74 次 / 分，身高 178 cm，体重 98 kg，肥胖体质，空腹血糖 15.8 mmol/L，餐后 2 小时血糖 23.6 mmol/L。首次给予门冬 30R，皮下注射每次 18U，早晚各一次，替米沙坦片 20 mg，每日一次晨服。二周后门诊复查，空腹血糖 10.8 mmol/L，血压 130/80 mmHg，心率 72 次 / 分，患者自觉头痛症状消失，身体状况逐渐好转。但血糖控制仍不理想。辅助检查：心电图及血尿常规未见异常，血生化检查示：空腹血糖 10.8 mmol/L，总胆固醇 5.83 mmol/L，甘油三酯 3.1 mmol/L，低密度脂蛋白胆固醇（LDL-C）4.0 mmol/L。诊断：2 型糖尿病，高血压，高脂血症。调整治疗方案，给予门冬 30R，皮下注射每次 26U，早晚各一次，替米沙坦片 20 mg，每日一次晨服，瑞舒伐他汀钙片 5 mg，每日一次睡前服，嘱定期随访。第十七次随访，空腹血糖控制在 6.5 mmol/L，餐后 2 小时血糖 7.6 mmol/L，血压控制在 130/74 mmHg，血糖、血压得到逐步控制，病情明显好转。

案例解析：该 2 型糖尿病患者同时具有高血压和糖尿病病史，因其具有较高学历，更应该加强血压、血糖的定期自我监测。定期监测可以判定并掌握病情控制程度；调整治疗方案，以使病情获得最佳控制；预防、发现、治疗各种急、慢性并发症；改善生活质量，延长寿命。根据患者饮酒史和肥胖体质应该结合健康生活方式的指导。①限制饮酒，从点滴做起。认识饮酒的危害，树立一定要戒酒的观念。如饮酒，建议少量，葡萄酒每日 ≤ 100 ml（100 g），或啤酒每日 250 ml（250 g），或白酒每日 50 ml（50 g），不饮高度烈性酒。②控制体重，适量运动。建议该患者坚持每晚做慢跑或快步走锻炼。③控制饮食，从每餐做起。少吃多餐，每餐主食控制在 100 g 以内，水果在两餐中间吃，多食用新鲜蔬菜等。从该案例可以看出，2 型糖尿病患者的遵医性和个体化治疗及生活方式的干预同步进行效果较满意。

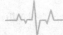

【案例 10】患者女性，62 岁。高中文化，退休工人。

既往病史： 病人糖尿病病史十余年，最高空腹血糖 13.8 mmol/L。无药物过敏史，无其他慢性病史，无吸烟及饮酒史，喜食甜食。

既往治疗史： 患者于十年前在市级医疗机构确诊为 2 型糖尿病，确诊后采用皮下胰岛素治疗，该患者遵医行为差，间歇用药，无规律，病情时好时坏，治疗效果不好。五年前到高血压（慢性病）防治中心系统治疗，效果明显好转。

治疗方案： 依据中国糖尿病防治指南，经市级医疗机构复核诊断为 2 型糖尿病人。治疗方案：生活方式干预＋注射类胰岛素。小剂量开始，优先选择预混胰岛素制剂及个体化治疗。

随访管理： 2015 年 4 月 7 日，患者主诉多食、多尿、口渴、多饮，空腹血糖及餐后 2 小时血糖均控制不稳。查体：血压 130/80 mmHg，心率 68 次 / 分，身高 153 cm，体重 51 kg，正常体质，空腹血糖 13.6 mmol/L，餐后 2 小时血糖 18.4 mmol/L。首次给予诺和灵 30R，皮下注射每次 8U，早晚各一次。一周后门诊复查，空腹血糖 9.7 mmol/L，血压 126/80 mmHg，心率 70 次 / 分，患者自觉口渴症状消失，身体状况逐渐好转。但血糖控制仍不理想。辅助检查：心电图及血尿常规未见异常，血生化检查示：空腹血糖 9.7 mmol/L，低密度脂蛋白胆固醇（LDL-C）3.65 mmol/L。诊断：2 型糖尿病。调整治疗方案，给予诺和灵 30R，皮下注射每次 10U，早晚各一次，瑞舒伐他汀钙片 5 mg，每日一次睡前服，嘱定期随访。第九次随访，空腹血糖控制在 6.9 mmol/L，餐后 2 小时血糖 7.4 mmol/L，血压控制在 128/76 mmHg，血糖得到逐步控制，病情明显好转。

案例解析： 该 2 型糖尿病患者 BMI=21.78 属于正常范围。长期注射胰岛素要注意胰岛素引起的相关反应。①低血糖反应：用药后观察，防止低血糖发生。②胰岛素过敏反应：表现为局部过敏反应，多见于应用动物胰岛素，可更换胰岛素制剂的批号。③胰岛素性水肿：胰岛素治疗初期可因钠潴留作用而发生轻度水肿，可自行缓解而无需停药。④脂肪营养不良：注射部位呈皮下脂肪萎缩或增生，更换注射部位后可缓慢自然恢复。⑤屈光失常：胰岛素注射后患者感视物模糊，为晶状体屈光改变，常于数周内自然恢复。⑥胰岛素抗药性：应改用单组分人胰岛素速效制剂，可用糖皮质激素及口服降糖药联合治疗。结合患者的饮食习惯，需要对其进行健康生活方式的指导。控制糖分的摄入，多喝白开水，不喝含糖饮料。烹调食物时不放糖。从该案例可以看出，2型糖尿病患者的遵医性和个体化治疗及生活方式的干预有待提高。需要加强健康教育，增强患者对医生的信任感和依从性。

【案例 11】患者男性，67岁。大专文化，企业退休。

既往病史：病人糖尿病病史三年余，最高空腹血糖 8.7 mmol/L。无药物过敏史，无其他慢性病史，有吸烟及饮酒史。

既往治疗史：患者于三年前在当地卫生服务中心确诊为2型糖尿病，确诊后间歇用药，无规律；用过多种降糖药及偏方，治疗效果不好。二年前到高血压（慢性病）防治中心治疗，效果明显好转。

治疗方案：依据中国糖尿病防治指南，经市级医疗机构复核诊断为2型糖尿病。治疗方案：生活方式干预＋胰岛素促泌剂。小剂量开始，个体化治疗。

随访管理：2018年4月7日，患者主诉口干、消瘦，血糖控制不稳。查体：血压 128/80 mmHg，心率 72 次/分，身高 177 cm，体重 79 kg，肥胖体质，空腹血糖 8.7 mmol/L。首次给予二甲双胍缓释片每次 500 mg，每日一次饭中服。一周后门诊复查，空腹血糖 6.7 mmol/L，心率 70 次/分，患者自觉口干症状消失，身体状况明显好转。辅助检查：心电图示：窦性心率，ST-T 改变；血常规及血生化未见异常；尿常规示：蛋白质（PRO）1+，葡萄糖 1+。诊断：2 型糖尿病。调整治疗方案，给予格列齐特缓释片每次 80 mg，每日一次。第十七次随访，空腹血糖控制在 5.9 mmol/L，血糖得到逐步控制，病情明显好转。

案例解析：该 2 型糖尿病患者经过规范的药物治疗及医生给予健康生活方式的指导。①控制体重，适量运动。2 型糖尿病患者不仅可以运动，而且要坚持运动。2 型糖尿病患者适宜进行有氧运动，是指中低强度有节奏、可持续时间较长的运动形式，比高强度运动更有效、更安全。建议该患者快步走、慢跑或做有氧健身操等。该患者坚持每晚做有氧健身操，改善体质后病情得到了很好的控制。②控制饮食，从每餐做起。具体措施：少吃多餐，每餐主食控制在 100 g 以内，水果在两餐中间吃，多食用新鲜蔬菜等。③限制饮酒，从点滴做起。认识饮酒的危害，树立一定要戒酒的观念。如饮酒，建议少量，葡萄酒每日 ≤ 100 m（相当于 100 g），或啤酒每日 250 ml（250 g），或白酒每日 50 ml（50 g），不饮高度烈性酒。④控制吸烟量，丢弃所有的烟草、烟灰缸、火柴、打火机，避免一见到这些就条件反射地想要吸烟；避免参与往常习惯吸烟的场所或活动；坚决拒绝一切烟草的诱惑，提醒自己只要再吸一支就足以令之前所有的努力都前功尽弃。从该案例可以看出，2 型糖尿病患者的遵医行为和个体化治疗及生活方式的干预同步进行十分必要。

【案例 12】患者女性，64 岁。初中文化，无职业。

既往病史：病人糖尿病病史三年余，最高空腹血糖达 9.8 mmol/L。无药物过敏史，有高血压病史，无吸烟及饮酒史。

既往治疗史：患者于三年前在当地社区卫生服务中心确诊为 2 型糖尿病，确诊后间歇用药，无规律；用过多种降糖药及偏方，治疗效果不好。

二年前到高血压（慢性病）防治中心治疗，效果明显好转。

治疗方案：依据中国糖尿病防治指南，经市级医疗机构复核诊断为2型糖尿病。治疗方案：生活方式干预＋二甲双胍缓释片。小剂量开始，优先选择长效制剂，联合应用及个体化治疗。

随访管理：2018年4月7日，患者主诉口干、皮肤瘙痒等症状，血糖及血压控制不稳。查体：血压150/100 mmHg，心率72次/分，身高158 cm，体重92 kg，超重体质，空腹血糖9.6 mmol/L。首次给予二甲双胍缓释片每次500 mg，每日一次饭中服，苯磺酸氨氯地平片5 mg，每日一次晨服，替米沙坦片20 mg，每日一次晨服。一周后门诊复查，空腹血糖7.6 mmol/L。血压130/80 mmHg，心率70次/分，患者自觉口干症状消失，身体状况明显好转。但血糖控制仍不理想。辅助检查：心电图及血尿常规未见异常，血生化检查示：空腹血糖7.6 mmol/L，尿酸（UA）473 μmol/l，低密度脂蛋白胆固醇（LDL-C）3.55 mmol/L。诊断：2型糖尿病、高血压2级、高脂血症。调整治疗方案，给予二甲双胍缓释片每次500 mg，每日两次饭中服，苯磺酸氨氯地平片5 mg，每日一次晨服，氯沙坦钾片50 mg，每日一次晨服，瑞舒伐他汀钙片5 mg，每日一次晨服，嘱定期随访。第十三次随访，空腹血糖控制在6.3 mmol/L，血压控制在128/76 mmHg，血糖及血压均得到逐步控制，病情明显好转。

案例解析：该2型糖尿病患者经过规范的药物治疗及医生给予健康生活方式的指导。①控制体重，适量运动。2型糖尿病患者不仅可以运动，而且要坚持运动。2型糖尿病患者适宜进行有氧运动，是指中低强度有节奏、可持续时间较长的运动形式，比高强度运动更有效、更安全。建议该患者快步走、慢跑或做有氧健身操等。该患者坚持每晚做有氧健身操，改善体质后病情得到了很好的控制。②控制饮食，从每餐做起。具体措施：少吃多餐，每餐主食控制在100 g以内，水果在两餐中间吃，多食用新鲜蔬菜等。从该案例可以看出，2型糖尿病患者的遵医性和个体化治疗及生活方式的干预有待提高。需要加强健康教育，增强患者对医生的信任感和依从性。

【案例 13】患者男性，48 岁。高中学历，农民。

既往病史： 病人在 22 岁时出现体重下降，口渴，尿量增加等症状，未引起重视，未到医院检查。

既往治疗史： 22 岁时突然晕倒后，经市级医疗机构确诊为 2 型糖尿病，血糖高达 19.6 mmol/L，开始使用胰岛素治疗，效果明显。

治疗方案： 诺和灵胰岛素 30R，早 14U，晚 16U 皮下注射，疗效较好。

随访管理： 2014 年开始纳入基本公共卫生服务糖尿病慢病管理，每季度随访一次，有时血糖检测略为升高，增加胰岛素剂量后恢复正常。2016 年开始胰岛素诺和灵的使用，疗效下降，更换胰岛素为诺和瑞，早 12U，晚 14U 治疗，增加口服二甲双胍格列本脲胶囊，每日一次，每次一粒口服，检测血糖升高时增加口服剂量，每次一粒，每日两次，口服。至 2020 年诺和灵 30R 增加到每次 18U，早中晚三次。患者身高 172 cm，体重 67 kg，血压控制在 120~130/80~84 mmHg，血糖 6.5~7.5 mmol/L，血压血糖平稳，用药后无明显不良反应，用药期间不影响日常生产生活。病人用药期间未发现低血糖反应，近几年来坚持服用。

案例解析： 该糖尿病患者经过规范的治疗管理后，不影响生产生活，到目前和正常人一样的生活，病情得到很好地控制，但从该案例可以看出，药物长时间使用后会出现胰岛素抵抗，加用二甲双胍可改善胰岛素抵抗。根据治疗管理方案，调整用药和剂量，疗效较好。用药原则：治疗过程中病人血糖升高，只要病人未出现不良反应，可适当调整用药剂量，都会取得较好的疗效。同时加强健康教育宣传，开展家属教育，增强患者对医生的信任感，增加患者用药的依从性。

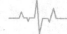

【案例 14】患者女性，58 岁。初中文化，农民。

既往病史：该患者 2006 年 10 月出现心慌、易饥饿、口渴等症状，到县级医疗机构就诊，空腹血糖 10.6 mmol//L。

既往治疗史：经市级医疗机构确诊并治疗一段时间后症状改善，后口服二甲双胍片一段时间，效果不好。后改用诺和灵，效果明显。

治疗方案：由于二甲双胍效果不好，改用诺和灵 30R，每次 10U，经调整到每次 18U，现用胰岛素诺和灵，每次 18U，每日 3 次，皮下注射，病情稳定。

随访管理：2010 年 3 月，加入基本公共卫生服务糖尿病随访管理，首次剂量每次 10U，每日 3 次，病情有所好转，第 15 次随访时，用药剂量每次 18U，每日 3 次，血糖控制满意，6.7 mmol/L。每季度对患者进行一次面对面随访，结合患者平时血糖，指导患者规律用药，现患者感觉良好，身高 163 cm，体重 65 kg，血压控制在 125~135/80~85 mmHg，近几年来血糖控制良好，一直保持在 6.3~6.7 mmol/L。

案例解析：该患者在加入规范管理前，用药不规律，没有症状时常常自行停药，所以降糖效果不好。后加入规范管理后，定时对患者进行用药、饮食、运动等指导，使患者逐渐养成了良好的用药习惯，现降糖效果良好，经过规范的治疗管理后，病人同正常人一样生活劳动。

【案例 15】患者男性，61 岁。初中文化，农民。

既往病史：患者 2011 年出现多饮、口渴，多尿等症状，经过县级医疗机构检查确诊为 2 型糖尿病。

既往治疗史： 医嘱口服二甲双胍每日 1000 mg，经治疗后症状改善。

治疗方案： 由于患者出现多饮、多食、多尿症状确诊为 2 型糖尿病，医生给予二甲双胍治疗，每日一次 1000 mg。每天运动，饮食清淡。

随访管理： 确诊为糖尿病后纳入基本公共卫生服务慢病管理，每年至少四次随访，血糖控制很好。建议患者多运动，注意卫生，注意饮食。2011 年确诊管理后，首次服用二甲双胍肠溶片 0.5 g，每日 2 次，病人无不适感觉，病情有所好转。2013 年 6 月随访血糖 7.6 mmol/L，未达标，遂加大剂量每次 1.0 g，每日 2 次。9 月份测血糖为 6.4 mmol/L，截止目前，身高 160 cm，体重 55 kg，血压稳定、血糖稳定，控制在 7.0 mmol/L 以内，患者无药物不良反应。

案例解析： 患者经过用药治疗，慢病管理后，症状明显改善，可以从事重体力劳动。对患者加强教育宣传，开展家属教育，增强患者战胜疾病的信心，加强对医生的信任感，提高患者的服药依从性。给药剂量不足是影响治疗的主要问题，在安全剂量下，加大二甲双胍药物剂量，可提高治疗效果。

【案例 16】 患者女性，64 岁。初中文化，农民。

既往病史： 该病人二年前经常自觉口干、口渴、易饥饿，食量略有增加等症状，并经常自觉乏力。体重略有减轻，没有治疗，已影响正常工作和生活。

既往治疗史： 经县级医疗机构确诊为 2 型糖尿病，服用降糖 5 号效果不佳，后服用二甲双胍缓释片，效果明显。

治疗方案： 二甲双胍缓释片，每晚饭后口服 1 g，经几个月的治疗效果比较明显，口干、口渴、饥饿等症状基本消失，也无乏力感觉。

随访管理： 2019 年经县级医疗机构确诊后，病人纳入基本公共卫生服务慢病管理后，服用二甲双胍片 0.25 g，每日 3 次，每季进行随访，血糖未达控制标准。后改用二甲双胍缓释片每日 1.0 g，并进行健康生活方式指导，通过限量进食，适当运动，低盐低脂饮食，心态乐观，按时服药等方法。目前患者身高 159 cm，体重 61.2 kg，血压正常，空腹指尖血保持在 4.5~5.8 mmol/L，病人一般状态良好。

案例解析：该病人在发病时，口干、口渴、饥饿等症状已影响到正常工作、生活，当时本人未给予足够重视。后经健康教育及时去上级医院检查确诊。通过二甲双胍增加剂量治疗及配合健康生活方式指导，几个月后效果明显，血压控制在 120/82 mmHg 左右，血糖控制在 6.0mml/L 左右。此病例看出早期发现病人，及早管理干预是关键。

【案例 17】患者女性，58 岁。高中学历，农民。

既往病史：病人 48 岁发病。出现饭量增加，体重下降，口渴尿量增加等症状。未引起重视，未到医院检查。

既往治疗史：49 岁时在市级医疗机构确诊为 2 型糖尿病。血糖高达 18.5 mmol/L，开始使用胰岛素治疗，效果明显。

治疗方案：诺和灵胰岛素 30R，早 12U，晚 12U 皮下注射，疗效较好。

随访管理：2010 年 3 月，在县医保局申请办理慢性病，一直用胰岛素治疗。2014 年开始纳入基本公共卫生服务糖尿病慢性病管理。每季度进行随访一次，有时血糖检测轻微升高，增加胰岛素剂量后恢复正常。2017 年开始胰岛素诺和灵疗效下降，更换胰岛素为诺和瑞，早 14U，晚 16U 治疗，增加口服药二甲双胍格列本脲胶囊每日一次，每次一粒口服。检测血糖升高时增加口服剂量，每次一粒改为每日两次，口服。患者自述用药以后无不良反应，用药期间不影响日常生活及从事乡间农活作业。病人用药期间未发生低血糖反应，近 5 年来每天坚持 60 分钟走步锻炼。目前患者身高

162 cm，体重 70 kg，血压正常、血糖稳定，控制在 7.0 mmol/L 以内，患者无药物不良反应。

案例解析：该糖尿病患者经过规范的治疗管理后，不影响从事农业生产生活活动。到目前同正常人一样生活，病情得到了很好的控制。但从该案例可以看出，长时间应用胰岛素会出现胰岛素抵抗，根据治疗管理方案，调整用药和剂量，加用二甲双胍可改善胰岛素抵抗，疗效较好。用药原则：治疗过程中病人偶有血糖升高，可适当调整用药剂量，同时加强健康教育宣传，改善生活方式，增强患者战胜疾病的信心，增加对医生的信任感，提高患者的依从性，都会取得较好的疗效。

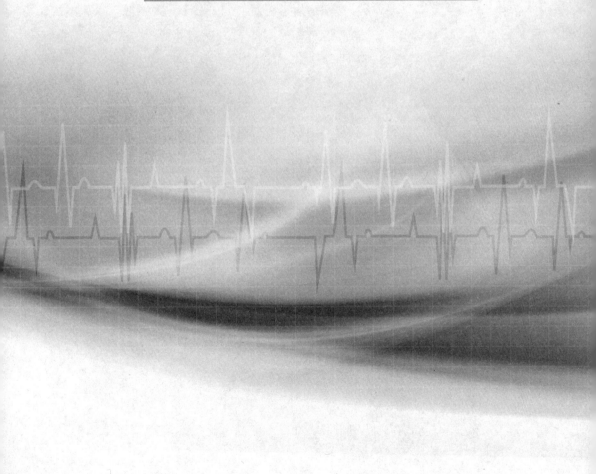

第三章

癫痫的随访管理

第一节　概述

癫痫是一种常见的神经系统疾病，全世界不分年龄、种族、社会地位及地域范围，几千万人口受到困扰。癫痫使躯体和精神疾病的发病率增加，加大了医疗保健的经济负担。无论在发达国家还是在发展中国家，癫痫都是一个重要的公共卫生问题。过去几年，WHO 已将癫痫列为重点防治的神经精神疾病。根据近期流行病学调查数据，我国目前约有 900 万癫痫患者，其中 500 万～600 万是活动性癫痫患者，而且每年还会出现 40 万新患者。国内研究表明，癫痫病人往往与社会隔离，感到孤独，或受到摒弃。大多数人反对自己的子女与癫痫病人结婚，甚至反对自己的子女与癫痫患儿一起玩耍。大约有一半的管理者认为不应该雇用癫痫病人。这些消极的态度源于人们对癫痫不正确的认识。癫痫患者及其家属对癫痫的性质、如何治疗以及日常生活中应注意的问题等知之甚少。农村三级医疗保健网的医务工作者对癫痫也缺乏科学的认识，诊断、治疗方法很不规范。病人有病乱投医，花费大量时间和金钱，癫痫仍然得不到有效的控制。最新调查发现，我国近一半的病人不能工作或劳动，不仅给病人带来极大的痛苦，也增加了家庭和社会负担。我国现有神经科专业医师不足，绝大多数集中在大城市，农村的癫痫病人很难得到正确的诊断和治疗。一部分患者因癫痫发作而有行为异常，可能会对社会造成一定危害。

国内外临床研究表明，癫痫患者经过正规的抗癫痫药物治疗，约 70% 的患者发作是可以得到控制的，其中 50%～60% 的患者经 2~5 年的治疗可以痊愈，患者可以和正常人一样工作和生活。20 世纪 80 年代中期，WHO 为帮助发展中国家控制癫痫，召集专家制订了一个"癫痫社区控制"方案，并在我国进行了可行性试验。结果表明：该方案是有效并可行的。1997 年开始，WHO 与国际抗癫痫联盟（ILAE）和国际癫痫局（IBE）共同发起一项旨在改善全球对癫痫的认识、治疗、服务状况的"全球抗癫痫运动"（GCAE）。北京市神经外科研究所、北京抗癫痫协会积极参与了 GCAE的有关活动。1999 年 11 月，WHO 和 GCAE 专家与我国有关专家再次讨论制订了"中国农村地区癫痫防治管理示范项目方案"，并将此方案作为GCAE 的重要组成部分。示范项目利用我国现有的初级卫生保健系统，通过对基层医务人员的培训，并由他们按规定方案管理病人服药，以达到控制和改善惊厥性癫痫病人病情的目的。

在卫生部疾病控制司和 WHO 精神卫生处的领导和支持下，"中国农村地区癫痫防治管理示范项目"从 2000 年开始，在 6 个省、市的 8 个县，92 个乡镇开展，对惊厥性癫痫病人进行筛查、治疗和随访管理。到 2004年 6 月，示范项目总共管理病人 2455 例。在管理期内，40% 的病人一年没有发作，30% 的病人二年内没有发作，另有 30% 的病人发作比干预前减少了 50%。病人服药期间没有明显的副作用，仅极少数病人（1%）因严重副作用不能坚持治疗。苯巴比妥治疗惊厥性癫痫疗效显著，副作用很少，使用方便，且价格低廉（成年人每人每年花费为 20~30 元）。WHO 示范项目的经验，为我国农村地区癫痫防治管理项目扩展计划奠定了基础。

2005 年，卫生部将"中国农村地区癫痫防治管理项目"纳入中央转移地方支付经费资助项目，在黑龙江、山西、河南、江苏、山东、甘肃、湖南、宁夏、陕西和四川等 10 个省各选择 3 个县实施此项目方案。2006 年，项目参加省扩展为 12 个（增加了云南、安徽）。总覆盖人口达到 4260 万，筛查治疗符合入组条件的癫痫患者达 20000 余例。2005 年，项目实施县接受治疗和管理的病人效果与 WHO 示范项目基本相同。

2007 年，农村癫痫项目又增加了河北、吉林和青海 3 个省，每个省第一年选择 3 个县（要求 3 ~ 4 个县的总覆盖人口约 150 万）。2007 年对前两年已参加项目的 12 个省原则上不再扩增新的项目实施县（特殊情况可做个别调整），要求继续对已选入组治疗的病人进行随访和管理，免费提供苯巴比妥治疗；继续对乡卫生院医生进行癫痫知识的培训，提高当地癫痫防治队伍的专业水平，使他们能胜任癫痫防治任务。

截至 2019 年 12 月，癫痫项目共累计筛查患者 185 331 人，入组治疗管理癫痫患者 92 473 人。其中苯巴比妥组治疗管理患者 83 144 人，丙戊酸钠治疗组管理患者 8 695 例。本项目的开展受到当地政府、卫生行政管理部门、基层医生以及广大人民群众的普遍欢迎。越来越多的癫痫患者经过项目的治疗管理，病情得到了有效控制。他们真正从饱受病痛折磨的阴影中走了出来，建立起生活的信心。很多患者和家属发自内心地感谢医生免费送医送药上门，感谢党和政府的关怀。

第二节　诊断和治疗原则

一、诊断

传统将癫痫的诊断分为三步：首先明确是否是癫痫，其次癫痫是原发性还是症状性，最后明确癫痫的病因。2001 年，国际抗癫痫联盟提出了癫痫国际诊断新方案，由 5 个层次组成。

1. 发作期症状学

根据标准描述性术语对发作时症状进行详细的不同程度的描述。

2. 发作类型

根据发作类型表确定患者的发作类型，如可能应明确在大脑的定位；如为反射性发作，需要指明特殊的刺激因素。

3. 综合征

根据已被接受的癫痫综合征表进行综合征的诊断。应理解，有时这种诊断是不可能的。

4. 病因

如可能根据经常合并癫痫或癫痫综合征的疾病分类确定病因、遗传缺陷或症状性癫痫的特殊病理基础。

5. 损伤

这是非强制性的，但时常是有用的诊断附加指标，主要是关于癫痫造成损伤的程度。损伤的分类将根据世界卫生组织（WHO）ICIDH-2功能和残障的国际分类标准制定。

二、治疗原则

（一）开始治疗的指征

（1）抗惊厥药（AED）：应该在癫痫的诊断明确之后开始使用，如果发作的性质难以确定，应该进行一段时期的观察，再做决定。

（2）根据国际抗癫痫联盟的最新定义，至少有一次无固定诱因的癫痫发作是癫痫诊断的基本条件，单次或者单簇的癫痫发作如难以证实和确定脑部存在慢性的功能障碍时，诊断必须谨慎。所以一般认为在出现第二次无诱因发作之后才应该开始AED治疗。但是针对以下一些特殊情况，可以在首次发作后考虑开始AED治疗。

①并非真正的首次发作，在一次全面性强直-阵挛发作之前，患者有过被忽视的失神或肌阵挛等发作形式，此类患者再次发作的可能性很大，应该开始AED治疗。

②部分性发作、有明确的病因、影像学有局灶性的异常、睡眠中发作、脑电图有肯定的癫痫样放电以及有神经系统异常体征等。这些因素预示着再次发作的风险增加，可以在首次发作后征得患者及家属同意后开始AED治疗。

③虽然为首次发作，但其典型的临床表现及脑电图特征符合癫痫综合征的诊断，如Lennox-Gastaut综合征、婴儿痉挛等，可以在首次发作后开始AED治疗。

④患者本人及监护人认为再次发作难以接受，可向其交待治疗的风险及益处，与其协商后开始AED治疗。

（3）有部分患者虽然有两次以上的发作，但发作的间隔期在1年以上甚至更长，此类患者是否需要药物治疗值得商榷。由于发作间歇期太长，对于疗效的判断和适宜剂量的选择都比较困难，而且可能导致患者的依从性不好，所以在向患者及监护人说明情况后，可以暂时推迟药物治疗。

（4）有明确促发因素的发作，如撤某种药物、酒精戒断、代谢紊乱、睡眠剥夺或者有特定促发因素的反射性癫痫等，可能随潜在的代谢性疾病的纠正或去除诱因而使发作消失，并不需要立刻开始 AED 治疗。

（二）抗癫痫药物的选择

70% ~80% 新诊断的癫痫患者可以通过服用单一 AED 使发作得以控制，所以初始治疗的药物选择非常重要，选药正确可以增加治疗的成功率。根据发作类型和综合征分类选择药物是癫痫治疗的基本原则。同时还需要考虑以下因素：禁忌证、可能的副作用、达到治疗剂量的时间、服药次数及恰当的剂型、特殊治疗人群（如育龄妇女、儿童、老人等）的需要、药物之间的相互作用以及药物来源和费用等。

（1）根据发作类型和综合征的选药原则。

①卡马西平、丙戊酸钠、拉莫三嗪、托吡酯、苯巴比妥、左乙拉西坦、唑尼沙胺、加巴喷丁、奥卡西平可用于部分性发作的单药治疗。苯妥英钠尽管疗效确切，但由于其具有非线性药代动力学特点，容易引起毒副反应，药物之间相互作用多，长期使用的副作用比较明显，已经逐渐退出部分性发作治疗的一线药物。

②丙戊酸钠、托吡酯、拉莫三嗪、左乙拉西坦可用于各种类型的全面性发作的单药治疗。卡马西平、苯巴比妥、苯妥英钠、奥卡西平可用于全面性强直阵挛发作的单药治疗。

③丙戊酸钠、拉莫三嗪、托吡酯、左乙拉西坦是广谱的 AED，对部分性发作和全面性发作均有效，可作为发作分类不确定时的选择。

④所有的新型 AED 都可以作为部分性癫痫的添加治疗。

（2）有一些 AED 可能使某些发作类型加重，在某些情况应避免使用。

（3）苯巴比妥是最早用于临床的 AED，属于作用谱较广的 AED，疗效确切、价格低廉、使用方便，WHO 推荐在发展中国家，特别是经济欠发达的农村地区用苯巴比妥治疗癫痫（主要用于强直阵挛型发作的控制）。

（4）氯硝西泮目前仍较多地用于肌阵挛发作和一部分难治性癫痫的治疗，但其镇静作用比较明显，并且有耐受性和成瘾性，增减剂量均应缓慢进行。

（5）用药前仔细阅读药物说明书。

（三）单药治疗的原则

（1）目前对于癫痫的治疗强调单药治疗的原则，70%～80%的癫痫患者可以通过单药治疗控制发作，其优点在于：①方案简单，依从性好；②药物不良反应相对较少；③致畸性较联合用药小；④方便对疗效和不良反应的判断；⑤无药物之间的相互作用；⑥减轻经济负担。

（2）如果一种一线药物已达最大可耐受剂量仍然不能控制发作，可加用另一种一线或二线药物，至发作控制或最大可耐受剂量后逐渐减掉原有的药物，转换为单药。

（3）如果两次单药治疗无效，再选第三种单药治疗，获益的可能性很小，预示属于难治性癫痫的可能性较大，可以考虑合理的多药治疗。

（四）合理的多药治疗

尽管单药治疗有着明显的优势，但是约有20%的患者在两次单药治疗后仍然不能很好地控制发作，此时应该考虑合理的多药联合治疗。所谓合理的多药联合治疗即"不增加不良反应而获得满意的发作控制"。从理论上讲，多药治疗有可能使部分单药治疗无效的癫痫发作得以缓解，但也有可能被不良反应的增加所抵消。合用的药物种类越多，相互作用越复杂，对于不良反应的判断越困难。因此建议最多不要超过三种AED联合使用。

多药治疗之前应该对药物的作用机制、药代动力学特点以及与其他药物之间的相互作用有所了解，这是合理的多药联合治疗的基础。应该避免同一作用机制、相同副作用的AED联合应用，以及有明显的药代动力学方面相互作用的药物联合应用。

多药联合治疗选药建议：

选择不同作用机制的药物：如 γ 氨基丁酸能样作用的药物与钠通道阻滞剂合用，可能有更好的临床效果，如卡马西平、拉莫三嗪或苯妥英钠与丙戊酸钠、托吡酯、加巴喷丁、左乙拉西坦的联合使用。应避免两种钠通道阻滞剂或两种具有 GABA 能样作用的药物合用。

避免有相同的不良反应、复杂的相互作用和肝酶诱导的药物合用：加巴喷丁、左乙拉西坦很少与其他药物产生相互作用，适合与其他药物合用。丙戊酸钠与拉莫三嗪合用可能产生对疗效有益处的相互作用（丙戊酸钠延长拉莫三嗪的半衰期，使其血浆浓度升高，但须适当调整起始剂量，以避免特异体质的不良反应）。

如果联合治疗仍不能获得更好的疗效，建议转换为患者最能耐受的治疗（继续联合治疗或转为单药治疗），即选择疗效和不良反应之间的最佳平衡点，不必一味地追求发作地完全控制，而导致患者不能耐受。

第三节　苯巴比妥治疗管理方案

一、全身强直阵挛性（惊厥性）癫痫发作患者的筛查和入组

惊厥性癫痫患者来自定居在所选地区的人群。由经过培训的乡卫生院医生对已确定或怀疑是惊厥性癫痫的病人先用筛查诊断表进行初筛，填表后由负责本项目的神经科医师对所有初筛上来的病人进行复查，以决定该患者是否进入治疗管理组。

（一）全身强直—阵挛性癫痫发作的诊断标准：

（1）意识丧失。

（2）四肢僵硬。

（3）全身强直，阵挛运动。

（4）尿便失禁。

（5）咬破舌头或摔伤。

（6）发作后疲劳、嗜睡、头痛、肌肉疼痛。

病人具备前三条标准中的两条和后三条中的一条，可确定为惊厥性癫痫发作。鼓励乡村医生（包括乡卫生院医生）详细了解病史，并和上级神经科医生讨论诊断是否正确。最后由各地区神经科专家和乡（镇）卫生院医师做出诊断。

确诊为惊厥性癫痫的病人，符合以下标准的患者均可包括在治疗观察之列。

（二）入选和排除标准：

1. 入选标准

（1）调查前 12 个月内至少有过两次全身强直阵挛发作（包括部分性发作继发全身强直阵挛发作）。

（2）病人及其监护人同意进行治疗并与负责治疗和随访的乡（镇）卫生院签订知情同意书。

2. 排除标准

（1）仅在妊娠期发作。

（2）发作仅与酒精或药物减量有关。

（3）患者年龄小于 2 周岁（或体重小于 10 kg）。

（4）有多动症病史者。

（5）对苯巴比妥（或扑痫酮）有过敏史。

（6）存在进行性神经系统疾患。

（7）伴有心、肝、肾疾病或严重高血压（舒张压＞ 110 mmHg 或收缩压＞ 180 mmHg）。

（8）有过一次（或以上）癫痫持续状态史。

（9）入组前一周正在接受正规抗癫痫药物治疗患者（服用苯巴比妥病人可以入组，随访观察调整剂量）。

（10）伴有活动性精神病患者。

符合上述入选标准（也不在排除标准之列）并愿意参加的患者可以入组进行治疗。伴有其他疾病或者有活动性癫痫但不符合入选标准者，也应当考虑给予抗癫痫治疗。必要时可以请当地神经科专家会诊，确定治疗方案。各地可以根据实际情况制定这类病人的治疗和管理方法。

二、苯巴比妥给药方案

（一）基本原则

苯巴比妥使用：30 mg（片剂），建议病人每晚睡前一次服药；苯巴比妥体内半衰期长，连续服药 14 ~ 21 天才能达到稳态浓度。因此，在此期间仍有发作，并不代表治疗失败。

治疗从小剂量开始，缓慢增加剂量，最后达到最适剂量。

治疗过程病人仍有发作，只要病人未出现不良反应，应按后述使用方法逐渐增加剂量，首次剂量、维持计量和最大剂量参考表 3-1。

当病人要求停止治疗时，应该缓慢减少剂量，最好每月减少 30 mg。

（二）成人苯巴比妥使用方法

用于 15 岁以上，体重超过 30 kg 者，参见表 3-1。

表 3-1　苯巴比妥给药参考剂量

年龄 体重	2 ~ 5 岁 < 15 kg	6 ~ 10 岁 15 ~ 20 kg	11 ~ 15 岁 21 ~ 30 kg	> 15 岁 > 30 kg
首次剂量	15 mg	30 mg	60 mg	60 mg
维持剂量	30 mg	60 mg	75 mg	90 ~ 120 mg
最大剂量	60 mg	75 mg	90 mg	180 ~ 240 mg

（1）开始时每晚睡前服药 2 片（60 mg），此剂量持续使用两周。

（2）2 周后第一次随访时如仍有发作（≥ 1 次），剂量增加到 3 片（90 mg），如无发作，维持原剂量不变。

（3）观察 4 周，如果仍没有发作，维持此剂量。

如果病人在 2 ~ 4 周又有发作（≥ 1 次），剂量增加至 4 片（120 mg）；以后每次随访如病人这段时间没有发作，继续维持此剂量；随访时若仍有发作（≥ 1 次），剂量增加 1 片（30 mg）；成年人最大剂量可增至每晚服用 7 片（210 mg）；如果仍有发作，按以下逐条检查、处理：

①检查病人体重，重新按每日每千克体重 3 mg 计算方法增加剂量；②密切观察病人有无不良反应，若病人无不良反应，剂量可以增至 7 片（210 mg）；③检查病人对服药的依从性；④如果病人依从性差，按后面的说明劝说病人增强依从性。

原则上成人最大剂量不要超过 210 mg，如仍然不能控制发作，可以根据病人情况如病人体重、有无不良反应以及病人的耐受性等再增加剂量至 8 片（240 mg）。必须密切观察病情，注意患者有无不良反应；有条件的可以测定血药浓度情况。

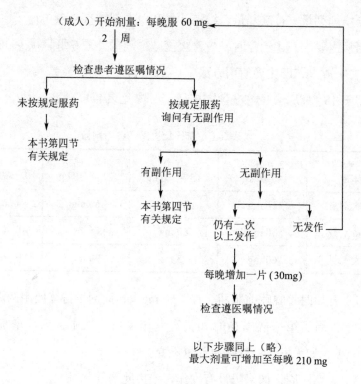

图 3-1 苯巴比妥给药方法

三、14 岁以下儿童（体重低于 30 kg）的苯巴比妥使用方法

首次剂量按年龄给药，开始时多数儿童每晚睡前服 30 ~ 60 mg（每日每千克体重 2 mg）。

2 周后第一次随访时如无发作，剂量不变；如有发作，剂量增加到每日每公斤体重 3 mg。大多数病儿服药 2~2.5 片（60 ~ 75 mg）。

如果病人 2 ~ 4 周没有发作，维持此剂量。

若病人在 2 ~ 4 周期间仍有发作（≥ 1 次），剂量增至每日每千克体重 4 mg。

以后每次随访时病人没有发作，仍维持此剂量。

如果有发作（≥ 1 次），按以下逐条检查：病人无不良反应，剂量可以增至每日每千克体重 5 mg，密切观察病人有无不良反应；检查病人服药的依从性；如果病人依从性差，按第四节中要求向患者说明，增强病人的依从性。

原则上儿童最大剂量不要超过每日每千克体重 5 mg，如仍然不能控制发作，可以根据病人情况，如病人体重、有无不良反应以及病人的耐受性等再增加一次剂量。必须密切观察病情、有无不良反应，有条件的可以检查病人的血药浓度。

四、每次随访应给病人的药量

按以下方法计算下次病人就诊前给病人的药片数：

计算日剂量的药片数，如每天服 90 mg，即每天 3 片；

为了保证病人不断药，每次需多给 4 天的药量；

如果病人 2 周（14 天）后来复诊，所需药片数为：（14 ＋ 4）× 3 ＝ 54（片）；

如果病人 4 周（28 天）后来复诊，所需药片数为：（28 ＋ 4）× 3 ＝ 96（片）。

五、检查患者遵从医嘱程度——病人的依从性

复诊时要求病人将药瓶带来，检查剩余的药片数，估计遵医嘱程度。

因为每次需多给病人 4 天的药量，随访时数一下所剩余药片数，如果剩余药片正好是病人 4 天的药量，表示病人遵从医嘱服药很好。如果所剩药片数多于或少于 4 天的药量，表明病人少服或多服了药。2 周内多服或少服 1 天以上（不含 1 天）药量，视为不遵从医嘱服药；4 周内多服或少服 2 天以上（不含 2 天）的药量，视为不遵从医嘱服药。

六、每次发药数量和剩余药片计数法

1.间隔两周（14 天）随访

为了保证病人不断药，每次多给 4 天的药量，因此，总计给 18 天药量。按病人用药剂量，给病人的药片数和预计剩余药片数见表 3-2。

2.间隔四周（28 天）随访

为了保证病人不断药，每次多给 4 天的药量，因此，总计给 32 天药量。按病人用药剂量，给病人的药片数和预计剩余药片数见表 3-3。

表 3-2　间隔两周随访，应给病人的药片数和预计剩余药片数

苯巴比妥 每日剂量 mg（片）	所给药片数 （18 天的药）	预计剩余药片数 （允许范围）
30 mg（1）	18	4 片（3~5）
45 mg（1.5）	27	6 片（4.5~7.5）
60 mg（2）	36	8 片（6~10）
75 mg（2.5）	45	10 片（7.5~12.5）
90 mg（3）	54	12 片（9~15）
120 mg（4）	72	16 片（12~20）
150 mg（5）	90	20 片（15~25）
180 mg（6）	108	24 片（18~30）

表 3-3　间隔四周随访，应给病人的药片数和预计剩余药片数

苯巴比妥 每日剂量 mg（片）	所给药片数 （32 天的药）	预计剩余药片数 （允许范围）
30 mg（1）	32	4 片（2~6）
45 mg（1.5）	48	6 片（3~9）
60 mg（2）	64	8 片（4~12）
75 mg（2.5）	80	10 片（5~15）
90 mg（3）	96	12 片（6~18）
120 mg（4）	128	16 片（8~24）
150 mg（5）	160	20 片（10~30）
180 mg（6）	192	24 片（12~36）
210 mg（7）	224	28 片（14~42）
240 mg（8）	256	32 片（16~48）

（七）苯巴比妥的不良反应

有些病人用苯巴比妥控制发作可能出现一些不良反应。通常仅在治疗开始阶段出现一些问题，随后这些反应一般会逐渐消失，病人继续服苯巴比妥不会有任何不适。因此，如果病人开始服苯巴比妥有些不适反应，应该鼓励病人坚持服药数日，而不要轻易停药。苯巴比妥是一种比较安全的药物，但我们应该了解苯巴比妥可能引起的不良反应，以便及时给病人适当的处置。苯巴比妥可能引起的不良反应如下：

困倦、嗜睡（包括无精打采，懒散）：困倦、嗜睡是苯巴比妥最常见的不良反应，特别是在开始服用该药时，20%～30%的病人会有困倦、嗜睡。治疗前应该了解病人的睡眠情况，如通常每天睡几小时，是否有午睡习惯以及病人早上醒后是否有困倦感。这样我们就能比较好地去评估苯巴比妥对病人的影响。按困倦、嗜睡感对日常生活和工作的影响分为：

轻度：病人醒后感到困乏，但在日常活动和工作中并无困倦感。晚上服药后很困，想睡。服药并不影响病人的日常生活和工作。

中度：病人要求午睡。有时难以保持清醒状态工作数小时，对病人的生活和工作有轻度影响。

重度：病人难以保持清醒状态，工作时发困，对日常工作有干扰。

头晕、头痛：少数病人服用苯巴比妥后感到头晕或者头痛，应该问病人是否有其他原因引起头晕、头痛如感冒、失眠等。在排除其他原因后才能认为是苯巴比妥引起的不良反应。按头晕、头痛感对日常生活和工作的影响分为：

轻度：轻度头晕、头痛对日常活动和工作没有明显影响。

中度：病人头晕、头痛对生活和工作有轻度影响。但仍能坚持工作、学习。

重度：病人头晕、头痛较重，影响日常生活和工作。

共济失调：苯巴比妥能引起运动障碍，共济失调。服苯巴比妥前要了解病人手的活动—是否灵活，步行情况—走路是否平稳，以便与服苯巴比妥后进行比较。根据病人手、足活动情况可以分为：

轻度：病人能够足跟触足尖在一条线上行走，但转圈有一点困难。病人能用食指去触摸自己的鼻子，可以看到轻微的颤动，能握住杯子，但有一点颤动。

中度：病人足跟触足尖行走很不稳定，会摔倒。病人行走缓慢，步态宽大。病人用食指触摸自己的鼻子有困难，可以看到明显的颤动。病人需要用双手去拿杯子。

重度：病人不能在一条线上行走，在直线上行走需要别人帮助，如病人单独行走会摔倒。病人不能用食指去触摸自己的鼻子，可以看到明显的颤动。拿杯子时，杯子里的水会溢出。

多动：苯巴比妥能引起多动，不安定，特别是小孩，可以引起多动症。应该问家长，孩子在家、在学校玩或者吃东西时行为上与过去有什么不同。按多动程度分为：

轻度：病儿比同龄儿童活动明显过多，只能有几分钟的安静，要求病儿安静时能安静下来。

中度：病儿在家中跑来跑去，爬上爬下，拿他所能拿到的任何东西。病儿不能完成学校的作业，难以听从指挥。

重度：病儿不能集中精神去做指定的事。病儿的活动没有连续性，全然不能听从任何指挥。

过敏反应和皮疹：苯巴比妥引起过敏反应较少，以皮肤损伤为主，如皮肤瘙痒、皮疹，很少看到水泡。其他过敏反应如药物热、粒细胞减少、贫血、休克等均极少见。曾有苯巴比妥引起剥脱性皮炎的报道。所以，为防止出现严重过敏反应，如果病人出现与服用苯巴比妥有关的皮疹，无论是否严重均应立即停药。

轻度：病人仅感皮肤瘙痒，未发现皮疹。

中度：出现少量皮疹。

重度：皮疹比较多，出现水泡。

消化系统反应：少数病人服用苯巴比妥后有消化系统反应，包括恶心，呕吐、腹泻。应该与其他原因引起的消化系统反应鉴别。按病人耐受情况（病人主观感觉）分为：轻度、中度和重度。

抑郁，焦虑或过度兴奋：苯巴比妥对中枢神经系统有比较全面的抑制作用，少数病人可能出现抑郁，焦虑。但是也有少数病人服苯巴比妥后会出现相反的副作用——过度兴奋，多动，易激惹，情绪不稳定，甚至出现攻击行为。按病人自身感受和对日常生活、工作的影响程度分为：轻度、中度和重度。

其他不良反应：除上述不良反应外，病人如出现其他不良反应，也应记录到随访表中。

（八）对苯巴比妥不良反应的综合判断

多数病人服用苯巴比妥后不会出现明显不良反应。病人如果出现上述不良反应，根据每种不良反应的有无和程度来判断苯巴比妥对病人总的不良反应程度，可以分为：

无不良反应：全部无不良反应或仅有一项轻度不良反应。

轻度：有两项以上（包括两项）轻度不良反应，或一项中度不良反应。

中度：有两项以上（包括两项）中度不良反应。

重度：至少有一项重度反应或三项以上（包括三项）中度反应。

（九）对苯巴比妥不良反应的处理

1. 轻度

继续服药（出现过敏反应时无论轻重均应立即停药）。

继续有规律地随访检查。

如果需要（如病人继续发作）苯巴比妥可以增加剂量。

2. 中度

再次检查病人确定他 / 她有没有情绪紧张问题。

检查病人有没有其他引起这些症状的疾病。

再随访病人两周。

继续服同样剂量的苯巴比妥。

如果随访后病人仍有前述问题，请上级医师会诊（随访中如果病人症状加重，应立即请上级医师会诊）。

3. 重度

检查病人出现的症状是否有其他原因？病人有无其他并发症？填写会诊单将病人送到最近的医疗中心。建议先不要停药，会诊后做出决定。

三、入组治疗患者的随访和记录

入组接受治疗的病人，为调整药量、评估副作用、检查病人的依从性和给病人发放药物，在头两个月，每两周随访一次，以后每四周随访一次。每次随访负责医师应认真填写"医生随访表"。随访表除一般项目地区、姓名、性别、年龄外，主要有以下内容。

1.上次随访时间

年、月、日都要填写清楚（首次发药此项可不填写）。

2. 目前苯巴比妥剂量

指上次随访时给予的剂量，每日苯巴比妥的剂量和药片数。后面三个方格填写苯巴比妥剂量（mg），如果病人剂量为 90 mg，三个格填写 0 9 0；剂量为 120 mg 时填写 1 2 0。

3. 上次随访至今是否有过发作

如果有过发作（≥1 次），填发作次数，同时填入后面方格。

4. 发作与以前比

如果在上次随访后病人有过发作，询问病人现在的发作与以往发作有无不同，可以让病人从随访表中所列四种情况（① 仅仅是短暂的意识丧失，没有抽搐；② 意识丧失和抽搐持续时间比以往减少；③ 意识没有丧失，仅有肢体抽动；④ 意识丧失和抽搐与以往一样）选择一种。如果病人难以理解，随访医师应给予解释。根据病人反应和医师的判断，将所选（单选题）一种情况的编号写在后面的方格中。

5. 不良反应

苯巴比妥可以引起的不良反应在第二节已做了详细介绍。按随访表中所列的不良反应，逐条询问，根据不良反应程度，在相应的栏目打"√"，然后在最后一格写上相应的阿拉伯数字。如病人出现表中未列出的不良反应，可以记在其他一栏中。

最后对苯巴比妥不良反应做出综合判断，从"1 ＝无；2 ＝轻度；3 ＝中度；4 ＝严重"中选择，并在选中项目上打"√"，在最后的方格中填写上相应的阿拉伯数字。

6. 依从性的判断

主要根据给予病人苯巴比妥数量和剩余药片判断病人是否遵从医嘱。第二节已经做了详细介绍。

（1）病人按时来复诊。即要求间隔两周来复诊的病人，正好14天来随访，要求间隔四周来复诊的病人，正好28天来随访，分别按表3-2或表3-3计算预计剩余药片数和允许范围。病人剩余药片数在允许范围内，表示病人依从性良好；病人剩余药片数超出允许范围，表示病人依从性不好。

（2）如果病人提前或错后来复诊，按以下步骤进行：

①随访表上有每日服苯巴比妥药片数和上次复诊的时间，计算上次复诊到这次复诊间隔的天数可以算出应该吃掉的药片数和预计剩余药片数。

②预计剩余药片数除以每天应服的片数，得到剩余药片可服天数。

③剩余药片可服天数多于或少于 4 天的药量，表明病人少服或多服了药。2 周内多服或少服 1 天以上（不含 1 天）药量，视为依从性不好；4 周内多服或少服 2 天以上（不含 2 天）药量，视为依从性不好。

7. 其他

询问病人上次随访后这段时间自己感觉如何：包括身体状况、精神状况或劳动学习能力。病人可以从① 好一些；② 没有变化；③ 更差一些，三种情况选择一条。并在选中项目上打"√"，在最后的方格中填写上相应的阿拉伯数字。

如果病人入组前一周内正在不规律地服用其他抗癫痫药，应该记录所服抗癫痫药名称和剂量。

如果病人在随访过程中要求或因其他原因退出苯巴比妥治疗，应该记录退出的原因和日期。

最后应该强调病人来复诊时，随访医师要耐心聆听病人或家属的陈述和提出的问题，给病人简单明确、通俗易懂的解释。对填写的内容再复核一遍，最后随访医师签字，填写随访日期。

四、患者的依从性问题

抗癫痫治疗失败最常见的原因之一是病人依从性不好，即病人不按医嘱服药。因此，病人接受苯巴比妥治疗后，依从性是随访的重要内容之一。

（一）依从性的评估

依从性是指病人是否遵从医嘱服药，可按以下方法进行评估：

（1）询问病人是否每天吃了当天的全部药片，忘记服药的日子是否补服了一天的剂量。

（2）计算剩余药片数：如何计算剩余药片数来判断病人的依从性（见前一节具体方法）。

（3）病人是否每次按时复诊面见随访医师。

（4）培养病人定时服药的习惯，采用简单的服药方法如每晚餐后或睡前服药。这样其他人能督促病人服药。

（5）有条件时可以监测病人血药浓度。反复说明遵照医嘱服药的重要性。

（二）强调遵从医嘱的重要性

病人接受苯巴比妥治疗后，为了强调病人的依从性，获得满意效果，负责医师应该告诉病人按时服药的原因和重要性。不规律的治疗比不治疗更糟，有时会引起撤药反应，发作加剧，甚至增加药物毒性。

（1）强调癫痫发作不仅影响病人正常生活和工作，还会给病人带来一定的危险性。

（2）让病人相信现行的治疗方案是有效的和合理的。

（3）治疗的目标是将发作次数减少到最少或完全没有发作。

（4）让病人知道，服苯巴比妥后要经过一段时间，一般需要2~4周，血中药物浓度达到一定水平后，才会出现疗效。

（5）药物的副作用是暂时的，与预期的效益相比是可以耐受的。

（6）向病人和家属说明，处方的剂量未经医师同意不能随意改动；突然中断治疗会引起严重的并发症。

（7）有条件的病人建议做病情和发作记录，为医师治疗提供依据。

（三）对依从性不好病人的处理办法

（1）反复强调遵照医嘱服药的重要性。

（2）说服家庭成员提醒病人服药。

（3）如果病人没有服药或者对临床随访不重视，应该分析病人依从性不好或引起治疗失败的原因。病人是否相信药物的疗效？病人对医师是否信任？病人对治疗是否有信心？

（4）告诉病人发作可能带来的危险性，如摔倒、头部外伤、烫伤、溺水等。

强调指出只要有规律的服药，病人就能避免这些严重的问题。

（5）每次复诊应该告诉病人下次复诊时间，如果下次不能按时来复诊，与病人协商双方在适宜时间来复诊。

（6）如果所有的努力仍无法改变病人不遵从医嘱的状况，可以和上级医师商量放弃这例病人。

（四）终止苯巴比妥治疗的情况

出现下列一种或多种情况的病人应该撤出苯巴比妥治疗观察：

服药后出现过敏反应（皮疹），不论轻重都应立即停药。

上级医生发现病人治疗后没有效果。

病人病情恶化，发作难以控制（即发作次数增加 50% 以上或发生癫痫持续状态）。

病人或监护人反对继续治疗。

病人治疗过程连续三次不遵从医嘱服药。

病人三次不按时接受随访和取药。

病人有进行性神经系统疾患。

病人有心、肝、肾疾患。

上级医生确定病人对苯巴比妥有较严重（不能耐受）的副作用。

五、对患者疗效的评估

病人达到维持剂量后，观察将继续 12 个月。在第 12 个月末时，对苯巴比妥一年的疗效做出评估。建议用以下三个指标确定治疗效果。

（1）以发作次数为标准，苯巴比妥剂量达到维持剂量后，病人一年内发作次数与以前 12 个月比，分为：

显效：观察期内无发作或发作次数减少 75% 以上。

有效：发作次数减少在 74%~50%。

无效：发作次数没有减少或减少 50% 以下。

恶化：发作次数增加 25% 以上。

（2）负责随访医师根据自己的随访记录和观察与以前的 12 个月比较，

参考随访表第四和第七项记录，判定病人是好转，没有变化或是加重。

（3）病人或监护人对病情变化的感觉与以前12个月比较是好转、没有变化或是加重。

六、停药原则和注意事项

（一）停药时机和禁忌证

对服用苯巴比妥已连续3年未发作的患者可以考虑停药。一般认为，有下述因素之一者，即使已经连续3年没有发作，最好也不要停药：①有神经功能缺损如：肢体瘫痪、脑瘫、精神发育迟滞等；②有明确病因的迟发症状性癫痫；③在缓解前有长期癫痫发作病史；④具有多种癫痫发作类型；⑤需要多种抗癫痫药物控制发作者；⑥停药前脑电图异常者。

（二）停药方法

停药过程应缓慢进行，可能需持续数月甚至1年。苯巴比妥撤药期间除了有再次发作的风险，还可能出现戒断综合征（焦虑、惊恐、不安、出汗等），所以停药过程应该缓慢。苯巴比妥撤药按每月减半片（15 mg）为准。因此，服用3片（90 mg）苯巴比妥的患者需要6个月的撤药时间；服用4片（120 mg）苯巴比妥的患者需要8个月的撤药时间。建议有条件的地方在停药前给病人做一次脑电图检查。患者在撤药期间必须按时（每月一次）随诊面见医生，直至完全停止服用苯巴比妥。

（三）撤药或停药后复发的概率

撤药或停药后复发问题一直受到临床医师的关注。大量文献报道，撤药后复发的概率因病人的病情、发作类型、停止发作的时间以及随诊时间长短各不相同。因此，各家报道出入很大，复发率一般在30%左右，撤药早期特别是3～6个月复发率较高。绝大部分复发出现在开始减药的最初9个月内。

（四）撤药或停药后复发的处理

停药的决定应与病人及家属协商，让病人和家属充分了解停药的过程、方法及其利弊，在征得同意后方可实施。如果撤药过程中出现复发，应将

苯巴比妥加至原使用剂量继续维持治疗。需要强调的是，有不少癫痫患者
需要终生服药控制发作。

第四节　丙戊酸钠治疗管理方案

国家项目办从 2008 年开始关注不符合苯巴比妥治疗患者的治疗和管
理问题，要求项目实施县在县医院设癫痫门诊为这些病人进行诊治和随访。
对贫困患者经本人申请，县项目办公室批准，可减免部分相关检查费用（如
肝功能、血常规等）。同时项目专家组按苯巴比妥方案管理模式，用丙戊
酸钠在湖北天门市和广西田东县农村进行了为期 1 年的疗效和不良反应
观察。

2009 年项目办要求每省接受非苯巴比妥治疗的患者数量不少于 50 例，
继续对贫困患者减免部分相关检查费用。此时在湖北和广西进行的丙戊酸
钠临床试验，完成 607 例一年疗效和不良反应观察，结果证明其疗效很好，
不良反应和退组病人也比较少。因此，专家组建议逐步推广丙戊酸钠在农
村地区的使用范围。

丙戊酸钠是一种广谱抗癫痫药，对全身强直 - 阵挛性发作，特别是原
发性全身性癫痫疗效最佳，也是失神发作和肌阵挛发作的首选药。对部分
性发作，无论是复杂部分性发作或是单纯部分性发作及继发全身性发作都
有明显疗效。丙戊酸属一级线性药代动力学药物，理论上血药浓度与剂量
呈正比关系。丙戊酸的有效血浓度范围较宽，常规剂量发生毒副反应的病
人很少，是比较容易掌握的常用抗癫痫药。国产丙戊酸钠价格合理，农村
患者一般可以承受。

2010 年根据《2009 年中央补助地方公共卫生专项资金疾病预防控制
项目管理方案》（卫办疾控发〔2009〕224 号）文件。项目办要求每省（自
治区）安排 150~200 例不适合苯巴比妥治疗的患者进行丙戊酸钠扩展治疗，
免费提供药物和检查费用并制定本方案。

一、丙戊酸钠治疗患者的筛选入组

（一）入组标准

（1）患者的家庭收入低于当地乡镇居民平均收入（以上一年度政府统计资料为准），并出具乡镇政府有关证明。

（2）患者及其家属知情同意。

（3）除满足上述 2 个条件外，还应符合下列 3 个条件之一。

①成人患者苯巴比妥每日用量达 210 mg（儿童患者 5 mg/kg 体重），且治疗已满 3 个月，但发作仍未得到有效控制。

②对苯巴比妥有较为严重的不良反应。

③经县级或以上医院神经科医生确诊的活动性癫痫，但不适合用苯巴比妥治疗。

（二）排除标准

（1）有药源性黄疸个人史或家族史患者，有肝病或明显肝功能损害的患者。

（2）同时患有血液病、肾功能损害及高血压的患者。

（3）对丙戊酸类抗癫痫药有过敏史的患者。

（4）年龄小于 4 岁的儿童。

（5）同时存在进行性神经系统疾患的患者。

（6）正在接受其他抗癫痫药物规范治疗的患者。

（7）伴有活动性精神病的患者。

（8）依从性不好的患者。

二、入组患者的治疗

（一）丙戊酸钠的用法和用量

遵照《临床诊疗指南—癫痫病分册》和丙戊酸钠药物使用说明书执行。

1. 成人常用量

成人常用量为每日 600 ~ 1200 mg；开始治疗时每日 600 mg，分 3 次服用。如无发作，维持此剂量；如仍有发作，继续增加剂量，每次递增 200 mg，直至能控制发作为止。每日不超过 1600 mg 或每日最大剂量不超过 30 mg/kg。

2. 小儿常用量

开始按每日 20 mg/kg，分 2 ~ 3 次服用，如无发作维持此剂量；如仍有发作继续增加剂量每周增加 5 ~ 10 mg/kg，至能控制发作为止。每日最大量不超过 30 mg/kg。

（二）不良反应

（1）常见不良反应表现为恶心、呕吐、腹泻、消化不良、胃肠道痉挛、便秘。

（2）神经系统不良反应包括：困倦、疲乏、头痛、眩晕、共济失调、轻微震颤、异常兴奋、烦躁不安等。

（3）对少数患者可能影响肝功能，引起氨基转移酶升高。长期服用偶见胰腺炎甚至引起急性肝坏死。

（4）可引起血小板减少性紫癜，出凝血时间延长。

（5）可能引起体重增加。

（6）偶有过敏。

（7）可引起月经周期改变和短暂的脱发。

（8）偶有听力下降和可逆性听力损坏。

（三）出现下列一种或多种情况时应停用丙戊酸钠

（1）肝功能受损，血清转氨酶轻度增高可继续服药，2 ~ 4 周后复查。如增高超过正常范围上限一倍，则应终止丙戊酸钠治疗。

（2）服药后出现过敏反应。

（3）患者或监护人不同意继续治疗。

（4）患者治疗中无故不参加随诊或连续 3 次随诊依从性不好。

（5）患者对丙戊酸钠有较严重的不良反应。

（四）对依从性不好患者的处理办法

（1）反复强调遵照医嘱服药的重要性。

（2）说服家庭成员提醒患者按时服药。

（3）如果患者没有服药或者对临床随诊不重视，应该分析患者依从性不好或引起治疗失败的原因。

（4）每次随诊应该告诉患者下次复诊的时间，如果下次不能按时来复诊，与患者协商在另一个适宜时间来复诊。

三、入组患者的管理

（1）县医院项目负责医生根据此次规定的患者"入组标准"和"排除标准"确定后，填写"丙戊酸钠治疗患者入组表"。

（2）入组患者随诊

①接受丙戊酸钠治疗的患者，为及时评估治疗效果、调整药量，应由县医院项目负责医生治疗随诊至少3个月。开始治疗后第2周末、1个月末应各随诊一次，以后每月随诊1次。3个月后，视情况决定继续在县医院癫痫门诊随诊，或转至患者所在地的乡镇卫生院进行随诊。乡镇卫生院医生在随诊过程中如有问题，应及时与县医院负责医生联系。

②所有随诊记录表（包括在县医院或乡镇卫生院）按国家癫痫项目办公室规定时间交当地县癫痫项目办汇总。

（3）患者接受丙戊酸钠治疗1年内（含入组前）应接受4次免费肝功（谷丙转氨酶）和血常规检测，分别为入组治疗前、服药第1、3和12个月末。以后每年复查1次。

（4）接受丙戊酸钠治疗患者的免费药品、检查费和随诊费，应按计划拨给实际承担此项工作的有关单位。

（5）服用苯巴比妥每日剂量已达规定上限，但发作仍不能较好控制的患者，在确定采用丙戊酸钠治疗时不能突然停掉苯巴比妥，而应在逐渐增加丙戊酸钠药量的同时逐步减少苯巴比妥的药量，直至停药。对于少数单药治疗效果不佳的患者，可以同时使用两种抗癫痫药物进行治疗。

第五节　案例分析

【案例 1】患者男性，50 岁。初中学历，农民。

既往病史：病人 26 岁时受到惊吓后四肢抽搐，首次发病。婚后发病次数与发作时间延长，一年内发作数次，发作时口吐白沫，四肢僵硬，意识丧失，但无二便失禁，每次发作持续 1~3 分钟，发作时出现摔伤，发作后有头痛及嗜睡，清醒后生活如常，可以自理。

既往治疗史：患者于 20 年前在哈尔滨医科大学附属第一医院确诊为癫痫所致精神障碍。确诊后曾给予抗癫痫药物治疗（药名及用量不详），效果不明显，病情时好时坏。病人也曾经用过多种方法治疗，效果均不明显，最后服用治癫灵两年，效果明显好转。

治疗方案：2012 年 10 月国家正式启动农村癫痫防止管理项目后，经乡卫生院医生筛查、上级神经科医生复核诊断为惊厥性癫痫病人。由于治癫灵的主要成分为苯巴比妥，考虑直接用苯巴比妥替换治癫灵，首次起始剂量 60 mg，每晚睡前一次服药，每次随访如仍有发作，剂量增加 1 片，如无发作，保持原剂量。

随访管理：2012 年 11 月 11 日，苯巴比妥首月治疗起始剂量 60 mg，仍有发作，病人自己感觉身体状况、精神状况没有明显变化，根据病情需要，观察后逐步增加治疗剂量。第 5 次随访时，病人服药剂量增加至 90 mg，病情有明显好转但仍有大发作，病人于 2013 年 7 月，第 13 次随访时服药剂量增加至 120 mg，癫痫发作逐步得到控制，效果明显，一年内无大发作，偶尔小发作，愣神持续 1~2 秒，没有发生摔伤，不影响日常生活，患者已经开始从事乡间农活作业。患者自服药以后自报无不良反应，2015 年患者自主创业，经营一家店，因劳累过度，休息不好，加上吸烟、酗酒，突然出现癫痫大发作，送县医院抢救，县医院医生建议添加卡马西平，每日一次，每次 200 mg，当月发作 1 次后，服用此治疗方案延续至今 3 年再无发作。

案例解析：该癫痫患者经过规范的治疗管理后，从不能从事生产生活，到目前和正常人一样的生活，病情得到很好的控制。但从该案例可以看出，药物剂量调整存在延后、不及时的现象，根据治疗管理方案，建议给药原则：治疗过程中病人仍有发作，只要病人未出现不良反应可以逐渐增加剂量，但是往往患者考虑增大剂量会增加副作用，一般达到月发作 1~2 次，不同意增加药量。需要加强健康教育宣传，开展家属教育，增强患者对疾病，对项目医生的信任感，增加患者的依从性。多注意休息不能劳累，禁烟、禁酒。

【案例 2】患者女性，61 岁。小学文化，农民。

既往病史：患者 26 岁时患流行性脑炎，半年后突然昏倒，出现四肢僵直抽搐、口吐白沫，数分钟后可被唤醒。首次发病的一个月内此症状发作一次，几个月后逐渐发作频繁，从一个月发作 4、5 次到一天发作 2、3 次不等。

既往治疗史：患者去过多家医院，在哈医大附属第一医院确诊癫痫。曾口服中草药、中成药自行治疗，未见明显好转，后服用苯巴比妥每晚一次 60 mg 治疗，仍有发作，病情时好时坏。逐渐增加苯巴比妥药量，从 60 mg 增加到 150 mg，但仍不能完全控制病情，患者逐渐丧失劳动能力。

治疗方案：2012 年 10 月份农村癫痫防治管理项目落户汤原县，通过乡镇卫生院医生筛查，经省、市、县癫痫项目办的专家全面分析患者病情，诊断为惊厥性癫痫。将其纳入农村癫痫项目治疗管理，为其制定治疗方案，将患者以往服用的苯巴比妥 150 mg，逐渐按照要求减量至停药，开始服用项目提供的免费药品丙戊酸钠，起始剂量每天 600 mg，分早晚两次服用治疗。

随访管理：2012 年 11 月 15 日，丙戊酸钠首月起始剂量 600 mg，治疗 2 周后，第 1 次随访时仍有发作 1 次，1 个月后第 2 次随访时发作 2 次，而且发作时间也有所缩短。经过近 3 个月的治疗，第 6 次随访时，苯巴比妥已减量完毕，丙戊酸钠加量到每天 1200 mg，分早中晚三次服用。服药 6 个月，第 9 次随访时病情已基本得到控制，复查肝功、肾功、血常规，一切指标均在正常范围内。经过规范治疗，患者病情已经得到了控制，患者无不良反应，遵医嘱，按时随访、服药规律，依从性非常好，目前患者生活能自理。2020 年初患者偶有愣神小发作现象，经佳木斯市精神病院诊断为癫痫所致精神障碍，加服卡马西平 200 mg，每日两次服用，患者近半年没有明显发作。

案例解析：该患者在规范用药治疗之前，曾经单独在家准备午饭，期间突然发病，失去意识，倒地抽搐，右手臂伸到了灶膛里，家属发现时，手臂已被烧焦，经过多方救治，还是造成右手残疾。癫痫发作不仅影响病人正常生活和工作，还会给病人带来一定的危险性，甚至危及生命安全，因此患者及时就医，规律服药，从根本上控制病情，才能最大的降低伤害和死亡的发生。癫痫患者不仅需要全社会的关注，更需要患者家属给予他们更多的照料，对患者和家属开展培训教育、大众宣传教育等显得尤为重要。

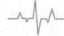

【**案例 3**】患者女性，34 岁。高中学历，农民。

既往病史：患者 8 岁首次发病，出现愣神症状，持续 2 分钟。无诱因突然出现恐惧表情，抱住母亲或躲避别人，意识丧失、呼之不应、全身抽搐僵直、口吐白沫、持续半分钟左右缓解，患者偶有大小便失禁、咬伤舌头。一年内发作 15 次。家长认为对生活影响不大，未予特殊治疗。半年后，表现为睡眠中突然大喊大叫、乱抓乱打等异常行为，意识不清，持续半分钟左右缓解，每个月大发作 4 次左右，小发作数次。无抗癫痫药物过敏史。

既往治疗史：患者曾在市级医院就诊过，确诊为癫痫。但没有规范治疗和用药，曾中药治疗。病情没有好转。

治疗方案：2011 年 10 月 29 日，经乡镇医生以全身强直阵挛性癫痫筛查，后经神经科医生复核，入组我省农村癫痫防治管理项目。服用苯巴比妥，首次起始剂量 60 mg，于临睡前服用，前两个月随访 4 次间隔半个月，每次随访如有发作，剂量增加 30 mg。如果此方案效果不好，可以考虑增加另一种项目免费癫痫药丙戊酸钠。

随访管理：2011 年 10 月 29 日，患者加入随访管理，首月治疗起始剂量 60 mg，效果不明显，仍有发作，2011 年 11 月 15 日第一次随访时剂量改为 90 mg，2011 年 11 月 29 日第 2 次随访，剂量调整为 120 mg，仍有发作，2011 年 12 月 15 日第 3 次随访，加至 150 mg，发作和以前比没有变化，患者服用苯巴比妥不能得到有效控制，经我省项目办神经科专家会诊，同意加服丙戊酸钠，2014 年 1 月 29 日，第 29 次随访，开始加入丙戊酸钠 200 mg，早中晚分三次服药，有发作；2014 年 8 月 29 日，第 36 次随访，丙戊酸钠 400 mg；2015 年 7 月 29 日第 47 次随访，服用丙戊酸钠 600 mg；2015 年 10 月 29 日 50 次随访时，增加药量，服用丙戊酸钠 800 mg。至今每个月发作 1~2 次，发作表现短暂意识丧失，没有抽搐，小发作基本不见，效果很好。

案例解析：该患者发病年龄早，但没有得到及时的医治，26 岁时才进入农村癫痫防治管理项目，开始进行正规的用药和随访管理。癫痫在民间俗称"羊角风"，癫痫患者及家属对癫痫的性质、如何治疗以及日常生活中应注意的问题等知之甚少。农村三级医疗保健网的医务工作者对癫痫也缺乏科学的认识，诊断、治疗方法很不规范。很多癫痫患者还在相信偏方能够治愈癫痫，导致病情的延误。调查发现，我国农村地区三分之二以上的癫痫病人没有得到合理的治疗。农村地区仍旧是癫痫防控的重点。通过对基层医务人员的培训，并由他们按规定方案管理病人服药，以达到控制和改善癫痫患者病情的目的。

【案例4】患者女性，12岁，学生。

既往病史：患者首次发作年龄4岁，发作时抽搐，翻白眼，每次持续10多分钟，多数发生在睡眠期间，发作时意识丧失、四肢抽搐，偶有发作后大小便失禁、困倦、肌肉酸痛，一年内发作5次左右。

既往治疗史：患者曾于市级医院进行诊治，确诊为癫痫，一直服用抗癫痫药物奥卡西平治疗，但是治疗效果一般，且不正规服药，时断时续，每年发作5次以上。

治疗方案：2011年4月经乡卫生院医生筛查、上级神经科医生复核诊断为惊厥性癫痫。入组治疗，苯巴比妥首次起始剂量30 mg，每晚临睡前服药一次，进行规范治疗，效果明显，近3年不间断服药，未曾发病，学习和生活都得到了良好改善。

随访管理：2011年4月16日，第一次给予苯巴比妥，首次起始剂量30 mg，2011年4月29日第一次随访时，患者自诉没有癫痫发作，无任何不良反应和过敏症状，维持原剂量不变。2011年5月15日，第二次随访时患者仍没有发作，维持原剂量不变。之后的几次随访中，患者均未有发作，始终维持苯巴比妥剂量30 mg治疗。患者自服药以来，遵医嘱，按时随访服药，依从性良好，4年没有发作癫痫，经神经科医生决定，给予停药处理，于2015年8月15日退出治疗组，患者癫痫病治愈。

案例解析：患者家庭困难，父亲残疾，母亲无业，仅靠平时打零工维持家庭的日常开支。尽管家庭条件不好，身体不适，但是患者仍坚持完成学业，并且成绩优异。癫痫患者有病乱投医，花费大量时间和金钱，仍然得不到有效的控制，苯巴比妥治疗惊厥性癫痫疗效显著，副作用很少，使用方便，且价格低廉，该患者入组治疗后服用苯巴比妥单一用药，低剂量效果就非常好。项目免费提供苯巴比妥治疗，并由培训后的专业医师监督服药，按月随访，为经济状况不好的家庭提供了援助，极大缓解了其家庭因为治疗癫痫所承受的巨大压力，生活质量得到了提高，使他们真正从饱受病痛折磨的阴影中走了出来，建立起了生活的信心。

关于抗癫痫药的撤药原则，一定要在专业的神经科医生指导下，对服用苯巴比妥已经连续 3 年未发作的癫痫患者（排除一些脑电图异常，以及症状性、复杂性等癫痫），可以考虑停药。

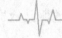

【案例 5】患者女性，16 岁，学生。

既往病史：该患者 6 岁时无明显诱因出现愣神发作，发作时意识丧失，呼其不应，约 30 秒自行缓解，每月发作 4~5 次，期间一直服用抗癫痫药治疗。最近一年，该患者年发作 13 次，每月至少发作一次，发作时突然倒地，意识不清，口吐白沫，四肢呈强直阵挛性抽搐，偶有尿失禁及舌咬伤，发作 2~3 分钟自行缓解。

既往治疗史：患者曾在市级医院治疗，确诊为癫痫，每日口服奥卡西平一次 2 片，每天 2 次，德巴金一次 1 片，每天 2 次，但是服药不规律，经过一年的治疗，患者治疗效果不佳，每月发作 1~2 次，该患者因发病频繁学业中断。

治疗方案：2012 年 10 月份通过乡镇医院医生筛查、神经科医生复核，该患者符合我省农村癫痫防治管理项目入组治疗条件，加入项目管理，开始免费服用项目药品（苯巴比妥）治疗。应用苯巴比妥治疗，首次起始剂量 60 mg，每晚睡前一次给药，半个月随访，观察患者发作情况，评估副作用，为其调整用药。将患者之前服用的奥卡西平和德巴金逐渐减量。

随访管理：2012 年 11 月 11 日开始服药，苯巴比妥首次治疗起始剂量 60 mg，2012 年 12 月 11 日第 2 次随访时，患者仍有发作，月发作 2 次，给予苯巴比妥 90 mg；2013 年 1 月 12 日第 4 次随访时，患者仍有发作，月发作 1~2 次，调整苯巴比妥用量到 120 mg；2014 年 2 月 10 日第 16 次随访，患者月发作次数 0~1 次，调整苯巴比妥用量到 150 mg；2015 年 3 月 22 日第 31 次随访时，患者仍有发作，调整苯巴比妥用量到 180 mg 至今。患者 2014 年下半年回老家因吃药不及时有漏服而出现发作外，2015 年回我县继续规范治疗。患者 2017 年 10 月 21 日第 62 次随访时，有 2 次发作，之后每月发作 0~2 次，效果不及之前，偶有不良反应头痛。2018 年 7 月 21 日，加服项目另一种免费药丙戊酸钠 200 mg，每月发作 0~1 次。患者后期癫痫发作控制的不好，2019 年 4 月份患者自愿退组，改服其他抗癫痫药。

案例解析：患者家里姐弟三人，父母靠收废品和打零工维持生活和孩子的上学费用，每月高昂的医药费用让家庭苦不堪言，自从加入项目，免费治疗，减轻了家庭的一大笔开销，极大缓解了家庭压力，患者也开朗阳光了很多，成年后患者在一家幼儿园工作，有一定的经济来源，可以自食其力。患者在项目管理期间，出现过停药，依从性不好的情况，针对这种情况，医生应当向病人和家属说明，未经医师同意处方剂量不能随意改动，突然中断治疗会引起严重的并发症，也会使机体产生抗药性，影响治疗效果。

【案例 6】患者女性，36 岁。高中学历，农民。

既往病史：患者 21 岁时，坐月子期间，由于生气，首次发病，表现为口吐白沫，四肢抽搐，咬舌头脖子强直，双眼上翻，意识丧失，持续 3~4 分钟。围产期时有过抽搐，两年后病情加重，发作时四肢强直，吐白沫，尖叫，伴有精神症状，偶有摔伤。发作后有嗜睡、困倦、肌肉酸痛，近一年内发作 36 次。

既往治疗史：患者曾在县级医院治疗过，没做过仪器检查，没有明确诊断为癫痫。服用药物卡马西平 100 mg，服药不规律，仍有发作，一个月发作 3 次，一年发作 36 次，效果不好。

治疗方案：2012 年我省开展农村癫痫防治管理项目，经乡卫生院医生筛查、上级神经科医生复核诊断，10 月 26 日，以全面强直阵挛性发作类型癫痫入组管理，开始服用苯巴比妥治疗。苯巴比妥起始剂量 60 mg，每晚睡前一次服药，每次随访如仍有发作，剂量增加 1 片，如无发作，保持原剂量。

随访管理：2012 年 10 月 26 日，苯巴比妥首次起始剂量 60 mg，仍有发作，观察后逐步增加治疗剂量，2012 年 11 月 10 日，第 1 次随访时，增加苯巴比妥剂量到 90 mg，仍有发作，不见明显好转，2012 年 11 月 24 日，第 2 次随访时，将苯巴比妥加量至每日 120 mg 后，每月仍然发作 2~3 次。随访时患者反映大发作消失，但仍有双手抖动等小发作症状，考虑为双上肢肌阵挛，调整治疗方案，于 2014 年 4 月 14 日，第 22 次随访时，增加丙戊酸钠 600 mg，每日分早中晚三次口服，原来的苯巴比妥逐渐减量，在以后的随访中，该患者癫痫发作完全停止，病情得以控制，至今没有发作。

案例解析：丙戊酸钠是一种广谱抗癫痫药，对全身强制 - 阵挛性发作，特别是原发性全身性癫痫疗效最佳，也是失神发作和肌阵挛性发作的首选药。常规剂量发生毒副反应的病人很少，是比较容易掌握的常用抗癫痫药。当项目管理患者服用苯巴比妥，发作仍未得到有效控制，效果不好，或者出现严重的不良反应时，可以考虑换组，服用丙戊酸钠进行治疗。但在用药过程中，应当定期检查患者肝功能，如果出现肝功能受损严重，应终止丙戊酸钠治疗。

【案例7】患者男性，19岁，学生。

既往病史： 足月顺产，无家族史，患者17岁时，无明显诱因出现抽搐，发作时病人双眼上翻、口吐白沫、呼之不应，四肢对称强直，伴有抖动，有时出现尿失禁。每次发作持续3~5分钟，发作后头痛伴恶心，全身乏力。多在晨起时发作，每个月发作2~3次。

既往治疗史： 用中药及埋线治疗，疗效均不好。该病人已2个月未用药治疗。

治疗方案： 患者发作类型为强直-阵挛发作，综合征：单纯全面强直阵挛发作。病因为特发性癫痫。病人及家属同意加入农村癫痫防治管理项目治疗。初始剂量苯巴比妥60 mg，每日一次，睡前口服，2周后随访。

随访管理：

2周后随访：病人无发作，维持原剂量继续治疗。

4周后随访：病人发作一次，苯巴比妥增加一粒，90 mg，每日一次，睡前口服。

6周后随访：病人无发作，维持原剂量。

8周后随访：病人无发作，维持原剂量。

3个月后随访：病人无发作，继续维持原剂量。

案例解析： 意识丧失、双侧强直后紧跟有阵挛的序列活动是全身强直-阵挛性发作的主要临床特征。可由部分性发作演变而来，也可一起病即表现为全身强直-阵挛发作。早期出现意识丧失，跌倒。该患者一直没有规范治疗，由于对癫痫缺乏正确的认识，听信虚假宣传，病人有病乱投医。花费大量时间和金钱，癫痫仍然得不到有效的控制，因此很多病人不能工作或劳动。患者经过正规的抗癫痫药物治疗，约70%的患者其发作是可以得到控制的，其中50%～60%患者经过2～5年的治疗可以痊愈。可见规范治疗的重要性。

【案例 8】患者女性，48 岁。高中学历，农民。

既往病史：足月顺产，病程 39 年，无家族史。患者 9 岁起病，出现发作性愣神，每周 1~2 次，持续 20~30 秒，22 岁后发作加重，出现意识不清，全身抽搐，并出现自动症，凝视伴咂嘴、擦手症状，大多数发作开始时病人有从腹部上升到胸部的异常感觉。每个月发作 5~6 次。

既往治疗史：病人坚持服用治痫灵，每次 2 粒，每日 2 次，口服。

治疗方案：诊断结果：发作类型：复杂部分性发作；部分性发作继发全身强直 - 阵挛发作；综合征：颞叶癫痫，症状性癫痫；病因为海马硬化。病人及家属同意加入农村癫痫防治管理项目治疗。苯巴比妥 90 mg，每日一次，睡前口服，2 周后随访。

随访管理：

2 周后随访：病人有发作，颞叶失神发作 6 次，大发作 2 次，苯巴比妥增加至 120 mg，每日一次，睡前口服。

4 周后随访：病人有发作，颞叶失神发作 4 次，大发作 3 次，苯巴比妥增加至 150 mg，每日一次，睡前口服。

6 周后随访：病人仍有发作，颞叶失神发作 3 次，大发作 1 次，苯巴比妥增加至 180 mg，每日一次，睡前口服。

8 周后随访：病人仍有发作，颞叶失神发作 4 次，大发作 1 次，苯巴比妥增加至 210 mg，每日一次，睡前口服。

3 个月后随访：病人仍有发作，颞叶失神发作 4 次，无大发作，继续维持原剂量。

案例分析：该患者为复杂部分性发作，发作开始时为简单部分性发作的任何形式，然后出现意识障碍，或伴有各种自动症。经典的复杂部分性发作都有这样的过程。该患者主要以海马起源为主，海马硬化的发作常常以一种奇怪的、难以描述的异常感觉开始，然后出现意识障碍，动作停止，两眼发直，叫之不应，自动症（常为口咽自动症）。由于该病人一直服用治痫灵，与苯巴比妥成分相同，可考虑到治疗效果，其实剂量从 120 mg 开始。

【案例 9】患者女性，38 岁。足月顺产，无家族史。

既往病史：起病年龄 13 岁，发作时表现为愣神持续约 10 秒钟，发作频繁时每日 2~3 次。

既往治疗史：服用卡马西平 200 mg，每天早晚两次，口服，治疗效果不好，仍有发作。

治疗方案：诊断结果：综合征：枕叶癫痫，症状性癫痫；病因为脑血管畸形。

病人及家属同意加入农村癫痫防治管理项目治疗。卡马西平维持原剂量不变；苯巴比妥增至 150 mg，病人发作停止。

随访管理：

2 周后随访：病人有发作，愣神 40 次，大发作 2 次，服用卡马西平 200 mg，每天早晚两次服用，苯巴比妥增加至 90 mg，每日一次，睡前口服。

4 周后随访：病人有发作，愣神 25 次，大发作 1 次，服用卡马西平 200 mg，每天早晚两次服用，苯巴比妥增加至 120 mg，每日一次，睡前口服。

8 周后随访：病人仍有发作，愣神 10 次，无大发作，服用卡马西平 200 mg，每天早晚两次服用，苯巴比妥增加至 150 mg，每日一次，睡前口服。

3 个月后随访：病人仍有发作，颞叶失神发作 4 次，无大发作，继续维持原剂量。

4 个月后随访病人无发作，苯巴比妥维持原剂量，卡马西平一个月减少 100 mg，3 个月撤完。

案例解析：枕叶癫痫症状性或者隐源性的发作表现为以发作性的视觉症状为特征，多由于局部的损伤、血管畸形等引起。儿童以及成年均可以发病，EEG 显示枕区的癫痫样放电。该患者一直服用卡马西平，疗效不好，谨慎考虑采取先加药再撤药的原则，维持卡马西平原剂量，增加苯巴比妥剂量，直到病人无发作，开始撤掉卡马西平，1 个月减少 100 mg，3 个月撤完，维持苯巴比妥剂量不变。

【案例 10】患者女性，17 岁，学生。

既往病史：出生时脐带绕脖，无家族史。2 岁半起病，发作时轻微点头，后逐渐加重，4 岁时无诱因出现四肢抽搐，每日 20 余次。随着年龄增长智力发育落后，发作形式多种，走路时突然跌倒，四肢外展强直，双眼上翻，约 1 分钟左右，有发作性愣神。

既往治疗史：患者曾入院治疗，用德巴金静脉注射 400 mg，一日 2 次，效果欠佳，后用中药治疗未见好转。

治疗方案：诊断结果：LGS。发作类型：失张力、强直、不典型失神、肌阵挛。丙戊酸镁 250 mg，每天 2 次，左乙拉西坦 500 mg，每天 2 次。治疗效果：经治疗后未发作。

案例解析：Lennox-Gastaut 综合征（LGS）：也为年龄相关性癫痫。多发生于 3~8 岁儿童。大多数可以找到明确的脑损伤因素，例如围产期损伤、遗传代谢疾病、发育异常等，结节性硬化是常见病因。少部分由 West 综合征演变而来。患儿智能发育迟滞，发作形式多样并且频繁，包括强直发作、不典型失神发作、肌阵挛发作和失张力发作等多种形式发作，发作间歇期 EEG 表现为慢的棘慢波综合征，睡眠中可有快波节律。预后差，也为儿童期的难治性癫痫。